PIP Joint Fracture Dislocations

A Clinical Casebook

近指间关节骨折与脱位
临床实用手册

主　编　〔美〕朱莉·E. 亚当斯

主　译　刘　波　盛　伟

U0339280

天 津 出 版 传 媒 集 团

天津科技翻译出版有限公司

著作权合同登记号：图字：02-2017-32

图书在版编目(CIP)数据

近指间关节骨折与脱位临床实用手册/(美)朱莉·
E.亚当斯(Julie E.Adams)主编；刘波，盛伟主译.
—天津：天津科技翻译出版有限公司，2018.1
书名原文：PIP Joint Fracture Dislocations：A
Clinical Casebook
ISBN 978-7-5433-3769-5

Ⅰ.①近… Ⅱ.①朱… ②刘… ③盛… Ⅲ.①手-关
节内骨折-诊疗-手册②手-关节脱位-诊疗-手册
Ⅳ.①R681.7-62

中国版本图书馆 CIP 数据核字(2017)第 272521 号

Translation from English language edition:
PIP Joint Fracture Dislocations. A Clinical Casebook
edited by Julie E. Adams
Copyright © Springer International Publishing Switzerland 2016
This work is published by Springer Nature
The registered company is Springer International Publishing AG
All Rights Reserved

中文简体字版权属天津科技翻译出版有限公司。

授权单位：Springer-Verlag GmbH
出　　版：天津科技翻译出版有限公司
出 版 人：刘 庆
地　　址：天津市南开区白堤路 244 号
邮政编码：300192
电　　话：(022)87894896
传　　真：(022)87895650
网　　址：www.tsttpc.com
印　　刷：天津市银博印刷集团有限公司
发　　行：全国新华书店
版本记录：890×1240　32 开本　　6 印张　　170 千字
　　　　　2018 年 1 月第 1 版　2018 年 1 月第 1 次印刷
　　　　　定价：78.00 元

(如发现印装问题，可与出版社调换)

译者名单

主　译　刘　波　北京积水潭医院

　　　　盛　伟　湖北省黄石市矿务局医院

译　者(按姓氏笔画排序)

　　　　朱　伟　煤炭总医院

　　　　朱　瑾　北京积水潭医院

　　　　刘　坤　北京积水潭医院

　　　　刘　波　北京积水潭医院

　　　　刘　路　北京积水潭医院

　　　　李　峰　北京积水潭医院

　　　　杨　勇　北京积水潭医院

　　　　沈　屏　湖北省黄石市矿务局医院

　　　　张桂红　中国中铁阜阳中心医院

　　　　林　敏　鄂东医疗集团黄石市妇幼保健院

　　　　赵治伟　河南省骨科医院(河南省洛阳正骨医院郑州院区)

　　　　赵经纬　北京积水潭医院

　　　　荣艳波　北京积水潭医院

　　　　高　扬　湖北省黄石市矿务局医院

　　　　盛　伟　湖北省黄石市矿务局医院

　　　　雷　璇　湖北省黄石市矿务局医院

　　　　颜凤玲　湖北省黄石市矿务局医院

编者名单

Julie E. Adams, **MD** Mayo Clinic, Austin, MN, USA

H.L.Baltzer, **MD**, **FRCS(C)** Division of Plasticand Reconstructive Surgery, University of Toronto, Toronto, ON, Canada

O.Alton Barron, **MD** Department of Orthopedics, CV Starr Hand Surgery Center, Mt. Sinai–Roosevelt Hospital, Mt. Sinai Icahn School of Medicine, New York, NY, USA

Ryan E Calfee, **MD**, **MSc** Department of Orthopedic Surgery, Washington University School of Medicine, St. Louis, MO, USA

Agnes Z. Dardas, **BA** Department of Orthopedic Surgery, Washington University School of Medicine, St. Louis, MO, USA

Daniel S. Donovan, **MD** Department of Orthopaedic Surgery, Mt. Sinai-St. Luke's Roosevelt, New York, NY, USA

Reid W. Draeger, **MD** Department of Orthopaedics, University of North Carolina, Chapel Hill, NC, USA

C. Liam Dwyer, **MD** Department of Orthopaedic Surgery, UPMC Hamot, Erie, PA, USA

Alex J. Ferikes, **MD** Department of Orthopaedic Surgery, UPMC Hamot, Erie, PA, USA

Felicity G. Fishman, **MD** Yale Orthopaedics and Rehabilitation,

New Haven, CT, USA

Katie Froehlich, OTR/L, CHT Hand and Upper Body
Rehabilitation Center, Erie, PA, USA

Michael E Gaspar, MD The Philadelphia Hand Center, PC.,
Thomas Jefferson University, Department of Orthopaedic Surgery,
Philadelphia, PA, USA

Erica J. Gauger, MD University of Minnesota Medical Center,
Minneapolis, MN, USA

Sidney M. Jacoby, MD The Philadelphia Hand Center, PC.,
Thomas Jefferson University, Department of Orthopaedic Surgery,
King of Prussia, PA, USA

Elspeth Kinnucan, MD Department of Orthopaedic Surgery,
Kaiser Permanente, Roseville, Roseville, CA, USA

John R. Lien, MD Department of Orthopaedic Surgery,
University of Michigan Health Systems, Ann Arbor, MI, USA

Chris Lincoski, MD Department of Orthopedic Hand Surgery,
University Orthopedic Center, State College, PA, USA

John D. Lubahn, MD Department of Orthopaedic Surgery,
UPMC Hamot, Erie, PA, USA

Steven L. Moran, MD Department of Plastic Surgery, Mayo
Clinic Hospital, Rochester, MN, USA

Department of Orthopedic Surgery, Mayo Clinic Hospital,
Rochester, MN, USA

Maureen O'Shaughnessy, MD Department of Orthopedic
Surgery, Mayo Clinic, Rochester, MN, USA

Marco Rizzo, MD Department of Orthopedic Surgery, Mayo

Clinic, Rochester, MN, USA

Scott W. Rogers, MD Department of Orthopaedic Surgery, UPMC
Hamot, Erie, PA, USA

Brandon S. Smetana, MD Department of Orthopaedics,
University of North Carolina, Chapel Hill, NC, USA

T. Greg Sommerkamp, MD Tri Health-Hand Surgery
Specialists, Inc., Crestview Hills, KY, USA

Robert J. Strauch, MD Department of Orthopaedic Surgery,
New York-Presbyterian Medical Center, Columbia University,
New York, NY, USA

Stephanie Sweet, MD Philadelphia Hand Center, Thomas
Jefferson University, King of Prussia, PA, USA

Mark A. Vitale, MD ONS Foundation, Greenwich, CT, USA

Lawrence E. Weiss, MD Division of Hand Surgery, OAA Hand
Center, Lehigh Valley Hospital, Allentown, PA, USA

Terri L. Wolfe, OTR/L, CHT Hand and Upper Body
Rehabilitation Center, Erie, PA, USA

译者前言

朱莉·E.亚当斯教授等编写的《近指间关节骨折与脱位临床实用手册》一书共 16 章,第 1 章详细介绍了近指间关节背侧骨折与脱位的生物力学及治疗原则,接下来的章节分别介绍了不同的治疗技术、手术步骤与手术要点及适应证、典型病例、术后处理等内容。作者使用了大量手术照片及精美绘图,有利于读者的理解和学习,具有很强的实用性,每章均附有参考文献,以便读者进行深入的阅读。

虽然手外科书籍众多,但以近指间关节骨折与脱位为主题内容的专著仅此一本,相信本书能够为临床外科医生在近指间关节骨折与脱位的诊治中提供最新的信息和有用的参考,便于读者掌握更新的技术与理念。

承蒙天津科技翻译出版有限公司的委托,作为本书中文版的译者深感荣幸。全书译者均工作在临床一线,平日工作繁忙,利用业余时间翻译此书,难免有不足与错误之处,敬请读者予以批评指正。

刘波　　盛伟

前　言

　　近指间关节损伤在临床上很常见,但经常容易被患者或医生忽略或漏诊。因此,能够区分稳定、不稳定和可疑的病变,并了解和鉴别各种治疗的方法和原则是至关重要的。

　　这是一本探讨近指间关节损伤及其治疗原则方面的临床病例实用手册,较为详细地介绍了一些比较常见的临床病例,以及该类疾病的手术治疗方案和康复计划。本书为手外科医生提供了一个理解近指间关节损伤并选择最佳治疗方案的框架,同时也提供了手术的注意事项和康复措施。

　　本书涵盖了医生在临床中可能遇到相关疾病的病理学和治疗方案。章的设置以实用为原则、病例为构架,便于临床医生加强理解,且为其提供有用的指导。每章旨在突出临床精要和缺陷,帮助医生避免发生并发症和改善治疗结果。本书主编特别邀请了在近指间关节损伤治疗领域的相关知名专家参与编写;这些专家们用自己专业的知识和丰富的临床经验来选择手术方案和康复计划,并用清晰简洁的语言使之付诸成书。

　　我希望《近指间关节骨折与脱位临床实用手册》能够成为那些对近指间关节损伤有关问题感兴趣的医生、研究人员或学生们的参考指南。为此,我要感谢专家们慷慨贡献和分享他们的经验与专业知识,使我的编辑工作变得简单和有趣,感谢与 Patrick Carr (Springer 策划编辑)和Kristopher Spring(Springer 出版编辑)的合作步入正轨,并有了成果。我还要感谢我的丈夫 Scott 和我们的女儿 Sarah 的耐心和一如既往的支持。

朱莉·E. 亚当斯 MD

奥斯汀,明尼苏达州,美国

目　录

第1章 近指间关节背侧骨折与脱位的生物力学及治疗原则

Brandon S.Smetana，Reid W.Draeger

摘　要：近指间(PIP)关节背侧骨折与脱位是一种治疗困难的损伤，并且经常在首诊时漏诊。PIP关节背侧骨折与脱位时，掌板要么断裂，要么与中节指骨基底部掌侧骨折片相连；因此，阻止背侧半脱位的防线完全有赖于中节指骨掌侧关节面骨性部分的完整性。这类损伤适当的治疗取决于在侧位X线片上注意到的可能存在的背侧不稳定，并能在整个愈合过程中保持关节的正常对合。同维持关节稳定性和防止背侧半脱位相比，关节面的解剖复位相对没有那么重要。因此，最常用的分类方法是根据骨折与脱位时导致的中节指骨掌侧基底关节面受累范围指导治疗。中节指骨掌侧基底关节面受累小于30%为稳定性损伤，可选择非手术治疗，一般可使用绑带与相邻指固定在一起或使用背侧阻挡夹板固定。而掌侧基底关节面受累大于50%的情况属于不稳定损伤，须手术治疗以防止背侧半脱位。手术方式包括切开复位内固定、经皮穿针、外固定或关节成形术。掌侧基底关节面受累为30%~50%的情况其稳定性不确定，用哪种治疗方法最为合适目前尚不明确。

关键词：近指间关节背侧骨折与脱位　生物力学　分类　治疗　治疗原则

引言

手指骨折十分常见，每年发病率为67.9/10万人次，关节脱位发病率为每年11.2/1000人次[1]。在手的使用中，近指间(PIP)关节承受较大的力矩，并且周围没有相应的保护结构。这使PIP关节与周围结构相比更易遭受损伤[2]。此外，因为近节指骨及中节指骨关节面的对合高度匹配，使其更易受到损伤[3]。PIP关节的损伤类型包括仅影响韧带结构的损伤、累及中节指骨基底掌板连接处的小的撕脱骨折，以及累及中节指骨基底较

1

大骨折块的损伤[2]。PIP 关节骨折经常被当作"扭伤"或"挤伤"而被漏诊,从而导致继发的僵硬、疼痛、肿胀、成角畸形,影像学上可表现为早期关节炎[2]。合并关节脱位的骨折多为程度较重的粉碎性骨折,该类骨折难以治疗,并可导致关节疼痛、僵硬[4]。尽管目前有很多闭合性 PIP 关节背侧骨折与脱位的适宜治疗的研究文献,但目前仍没有统一的治疗标准[1,2,5]。本章旨在回顾与 PIP 关节骨折与脱位有关的 PIP 关节生物力学知识以及支持相关治疗方案的治疗原则。

生物力学

解剖

　　PIP 关节的近节指骨头关节面包括双侧髁凸面及中央沟,中节指骨基底关节面包括双侧凹面及中央嵴,二者共同构成 PIP 关节[6]。示指及中指近节指骨头的桡侧髁的掌背侧径较大,而环指及小指尺侧髁的掌背侧径较大,这使得手指屈曲时各手指呈汇聚状态,指向舟骨掌侧结节[6]。由于其大部分运动发生在掌/背侧平面,因此在大多数情况下可视为简单的铰链关节[1,4],但多数学者认为其为"松弛的铰链关节",因为存在少量的旋转及侧方成角运动[1,7,8]。PIP 关节运动范围为过伸 10° 至屈曲 110°,形成围绕稳定的旋转中心进行的共 100°~120° 的运动弧[7,9,10]。此运动弧在抓握运动中约占全部手指屈曲运动范围的 85%[9]。PIP 关节如此大的运动范围,其基础是该关节的骨性限制较小,具体表现为中节指骨关节面仅覆盖了近节指骨关节面弧面 210° 中的 110°[10]。PIP 关节旋转轴单一且稳定,在侧位平片上处于近节指骨远侧关节面上掌背侧的中点[4]。在解剖学上,该点位于固有侧副韧带掌侧束及背侧束起点之间[4]。

PIP关节稳定性

　　PIP 关节稳定性由近节指骨头和中节指骨基底关节面的骨性结构及其周围软组织共同维持。骨性结构上的匹配度由中节指骨基底的杯形关节面和近节指骨头远端柱状关节面共同构成。近节指骨关节面上分隔尺侧髁及桡侧髁的中央沟与中节指骨基底关节面相应的中央嵴相关，这使其骨性稳定性进一步加强。

软组织稳定性由铰链关节周围的"箱形"结构提供（图 1.1）[1,10]。箱子的侧面为桡尺侧固有侧副韧带及副侧副韧带，底部为掌板，顶部为中央束[1]。掌板通过骨性整体解剖关系提供张力，防止中节指骨相对近节指骨过伸或背侧移位[10]。掌板起自 A2 滑车远侧缘，止于中节指骨掌面侧缘[10]，其中央部薄弱，侧方束厚而坚实[6,10]。

固有侧副韧带起自近节指骨头中央面处 PIP 关节中心附近，于掌侧向远端走行，止于中节指骨基底部掌侧面近端[1,10]。该韧带是防止背侧移位的二级稳定结构，同时可保持桡尺侧的稳定性，这一点在 PIP 关节轻度屈曲时更为明显[1,11]。

副侧副韧带在实际解剖中并不像图谱所示的那样坚实[1]。副侧副韧带起于近节指骨，其起点与固有侧副韧带起点相比更偏向远掌侧，之后在固有侧副韧带掌侧与之伴行，止于固有侧副韧带在掌板处的止点附近[1,10,11]。副侧副韧带协助维持 PIP 关节背伸时桡侧、尺侧的稳定性。

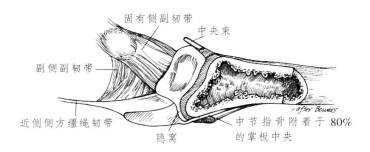

图 1.1　PIP 关节的软组织稳定装置："箱形"结构。约束 PIP 关节的软组织为一由关节周围 4 个不同结构构成的箱形结构：顶部为中央束，底部为掌板，桡尺侧为固有侧副韧带及副侧副韧带。(From Williams IV CS. Proximal Interphalangeal Joint Fracture Dislocations: Stable and Unstable. Hand Clinics. 2012; 28:409–416 p.410. Originally published In Bowers WH. The anatomy of the interphalangeal joints. In: Bowers WH, editor. The interphalangeal joints. New York:Churchill Livingstone; 1987. p. 11; with permission)

PIP 关节损伤及不稳定性

任何软组织稳定结构的单一损伤并不一定能引起脱位,往往需要至少两处结构受损后才会导致脱位[1]。脱位时侧副韧带及掌板可完全断裂,但通常不需要重建,因为这些韧带往往可自行愈合并给 PIP 关节提供足够的稳定性[12]。Lutz 等对一具存在单纯脱位的尸体模型的韧带性撕裂情况进行解剖。屈曲 10°时,掌板可复位至其止点处,同时侧副韧带也可复位至其位于近节指骨起点的撕脱处[11]。

骨折与脱位常继发于关节处同时承受轴向应力及较大的成角力矩的情况[2]。由于力的传导各不相同,目前已知可根据受伤时力矢量以及关节位置将关节损伤分为三类(图 1.2):掌侧缘骨折伴背侧骨折与脱位,背侧缘骨折伴掌侧骨折与脱位,纵向负荷相关的 Pilon 骨折[2]。PIP 关节背伸可导致掌板在其止点处断裂或中节指骨掌侧缘撕脱性损伤,负荷及剪切损伤可导致更严重的骨折,甚至是粉碎性骨折[2]。

Eaton 初次定义该类损伤时,提出了"关键角"这一概念,这包括掌板及侧副韧带位于中节指骨掌侧基底的止点的结构,此结构损伤可导致不稳定[2,13]。之后他又提到若中节指骨掌侧关节面受累范围超过40%,掌板及侧副韧带的稳定作用丧失,可导致不稳定[2]。如果少于40%,则剩余的侧副韧带纤维仍连接于中节指骨主要骨块,并在背伸时提供足够的掌侧稳定性以防止背侧半脱位,并在屈曲时提供正常的铰链功能[2]。Hastings 和 Carroll 随后的研究支持中节指骨基底部掌侧缘在防止背侧半脱位中的生物力学的重要性。他们认为,当掌侧缘骨折块足够大时,中节指骨基底部失去正常的半圆形结构,仅残留小而不规则的背侧残端。该残端易受中央束力的影响而使近节指骨背侧半脱位[4]。指浅屈肌腱止于中节指骨,并增加额外的旋转力量,加重该处的背侧成角畸形,使中节指骨更易在屈曲时以掌侧关节面残端为中心形成背侧成角畸形的异常活动轨迹[4]。

包括掌板、侧副韧带以及掌侧骨性结构的掌侧限制结构的完整性中断可导致中节指骨背侧半脱位[14,15]。背侧脱位总是伴有掌板损伤[11]。此

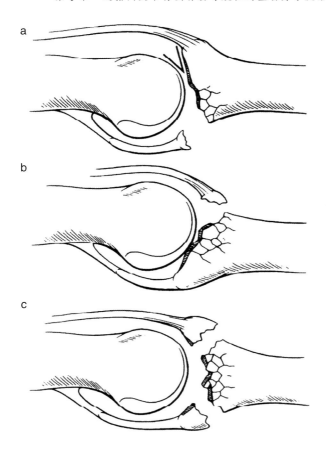

图 1.2　PIP 关节骨折与脱位的损伤类型。(a)掌侧缘骨折伴背侧半脱位,可由任意损伤(过伸)或剪切力(屈曲时轴向负荷)机制所致。该图描述的是剪切力损伤。(b)背侧缘骨折伴掌侧半脱位。此外,可由撕脱(过屈)或剪切力(相对过伸时的剪切力)机制所致。(c)该图描述的是由背伸位的轴向负荷引起的伴有掌、背侧顶部边缘撕脱的 Pilon 骨折。(From Kiefhaber TR, Stern PJ. Clinical Perspective: Fracture Dislocations of the Proximal Interphalangeal Joint. Journal of Hand Surgery 1998. 23 (A):368–379 p.369. Originally published by Kiefhaber TR. Phalangeal dislocations/periarticular trauma. In: Peimer CA ed. Surgery of the hand and upper extremity. Vol 1. New York: McGraw-Hill, 2996:963; with permission)

外,决定 PIP 关节背侧骨折与脱位稳定性的首要因素是掌侧缘受累的程度,以及连接在中节指骨主要骨片上的固有侧副韧带剩余纤维的数量[1]。最近对背侧骨折与脱位的生物力学研究认为,掌侧缘受累 20%时骨折稳定,60%~80%时不稳定。40%时根据评估系统可有不同程度的不稳定表现,因此 40%可能是决定稳定与否的临界值。但同时研究人员并未研究累及掌侧缘 50%时的稳定情况[16]。

Eaton、Hastings、Carroll、Kiefhaber 和 Stern 的研究已证明, 掌侧缘的大小在确定骨折与脱位稳定性中起重要作用,并为 PIP 关节骨折与脱位的治疗提供基础。

治疗原则

治疗原则的重点在于使中节指骨及近节指骨复位至同一轴线, 避免出现伸直终末期的中节指骨半脱位, 或屈曲时中节指骨的异常铰链式滑动[2,4]。持续性半脱位的预后很差[2,4,17]。有证据表明,防止异常的铰链式滑动,对PIP 关节骨折与脱位获得良好预后最为重要。

如果 PIP 关节能保持正常中心复位关系,关节面解剖复位就不那么重要了。虽然有少数学者及著名临床医生认为,在 PIP 关节骨折与脱位的治疗中,关节面的复位应放在首位[2]。但越来越多的证据表明,即使不保持关节解剖复位,只要没有关节伴脱位并且及时早期运动的话,也可获得满意预后[2,14,18-20]。

现在认为, 早期运动也是使 PIP 骨折伴脱位治疗成功的关键因素。这也呼应了 Salter 先前所做的研究工作, 积极的持续被动活动对软骨的愈合有促进作用[2,4,5,21]。尽管很多综述中强调了这一点,但目前仍然缺乏高质量的证据支持这些观点[1,2,4,5]。一些研究表明,稍微延长松动时间(最多3~4 周时间制动),预后也很理想[5]。但也有研究持相反结果,即制动了相同的时间,但效果不佳[1]。尽管如此,很多治疗方法都允许早期活动并显示出了良好的疗效,因此,目前的共识是只要在不牺牲稳定性的情况下,越早进行活动越好。

分类

　　基于上述原则,可对损伤进行分类,以期能指导治疗。Eaton 最早提出可根据损伤程度将 PIP 关节骨折与脱位分为单纯过伸损伤、损伤伴简单脱位以及与骨折相关的脱位[13]。他强调了中节指骨掌侧骨性结构的重要性,其损伤超过 40%时可有不稳定[13]。在一项大的对掌指关节及 PIP 关节损伤检查的回顾性研究中,Hastings 和 Carroll 还强调了中节指骨掌侧支撑在保持关节稳定性中的重要性[4]。他们发现对于这些损伤的处理应着重于重建这一支撑结构,并且防止背侧半脱位[4],这一点已被其他研究者证实[2]。另一项研究的结果同样认为,中节指骨掌侧缘在 PIP 关节骨折与脱位时保持 PIP 关节稳定中起重要作用。一般认为,掌侧关节基底损伤超过 30%~40%的骨折有背侧不稳定的风险[2,4,16]。

　　Kiefhaber 和 Stern 强调,不仅骨折片的大小在预估不稳定时有重要意义,动力性稳定程度的检查对于这些损伤的治疗也有重要参考价值[2]。他们根据骨折大小以及临床、影像学稳定度检查结果,以稳定度为基础,对 PIP 关节背侧骨折与脱位进行分类。这一分类已广泛应用于治疗当中(表 1.1)[2]。检查时,手指局部阻滞麻醉,以期在完全背伸位查到半脱位阳性体征。之后进行完全背伸位的完全侧位影像学检查。如果背伸时存在半脱位,应继续进行逐渐屈曲位的临床体征及影像学检查[2]。此外,许多学者还强调了在 PIP 关节侧位片中,辨认近指骨远端背侧面及中节指骨背侧半脱位的关节面之间的微小半脱位的重要性, 该脱位最早被 Light 描述为

表 1.1　Kiefhaber 和 Stern 对 PIP 关节背侧骨折与脱位的基于稳定性的分类

稳定	可疑不稳定	不稳定
关节面受累小于 30% 和	关节面受累为 30%~50% 和	关节面受累大于 50% 或
不需要屈曲大于 30° 以维持复位稳定	不需要屈曲大于 30° 以维持复位稳定	需要屈曲大于 30° 以维持复位稳定

根据掌侧缘骨块占关节面的百分比以及保持骨折与脱位的临床及影像学复位稳定时的稳定度进行分类。

"V"字征(图 1.3)[1,2,4,5,10]。临床体格检查及影像学表现有助于对 PIP 关节骨折与脱位进行分类:稳定、可疑不稳定、不稳定。可根据该分类进行逐步治疗(图 1.4 和表1.1)[2]。

稳定损伤

与背侧骨折与脱位相关的 PIP 关节的稳定损伤可有一系列的损伤表现,包括掌侧小的撕脱骨折合并单纯过伸损伤,以及掌侧关节面损伤范围<30%且屈曲<30°时在临床检查及影像学检查中都无关节半脱位表现的骨折与脱位[2]。由于这些损伤都有发展为鹅颈畸形的倾向,所以对由于掌板断裂导致的持续性过伸表现进行过伸损伤检查十分重要。此外,如果掌侧骨折稳定,屈曲角度对于维持复位至中心复位很重要,这也是康复治疗中早期活动时适宜背伸角度的参考因素。若出现过伸或背伸伴关节半脱位,应使用背侧阻挡夹板、"8"字支具、有背侧阻挡的短臂铸型或根据 Strong 理论使用双 AlumaFoam 夹板治疗[23],以在防止过伸的情况下允许完全屈曲,直至掌侧稳定结构痊愈[2]。同样的,克氏针跨关节自近节指骨远侧关节面伸出,可起到 PIP 关节背侧阻挡的作用,可在允许早期活动的同时避免佩戴夹板造成的不适[1,2,4]。如果损伤不导致任何临床过伸或背伸伴关节半脱位,可使用单纯邻指固定,以进行早期非限制性活动[2]。早期活动在这些损伤的治疗中十分重要。不建议长期制动代替背侧阻挡夹板或邻指固定,因为有可能导致僵硬和屈曲挛缩[2]。

可疑不稳定损伤

PIP 关节掌侧关节面损伤范围为 30%~50%时为可疑不稳定损伤,其屈曲度不到 30°时即可达到中心复位[2]。在这一损伤的治疗方案中,密切观察十分重要。关节稳定和复位必须维持至骨折端相连并且软组织足以维持稳定性为止。一般来说,上述的背侧阻挡夹板适用于此类骨折,一般在临床及影像学检查密切观察有无半脱位证据的情况下,于 6~8 周内逐渐增加背伸程度。如果半脱位达到移位的下限,应进行手术干预治疗[2]。

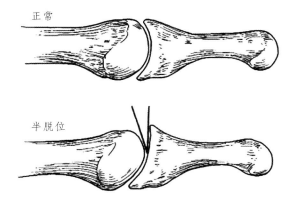

正常

半脱位

图 1.3　"V"字征：中节指骨背侧半脱位的证据。由 Light 最先提出，可于 PIP 关节的完全侧位平片上观察到"V"字征，该表现提示中节指骨在掌侧损伤后，相对近节指骨在影像学上出现细微的背侧半脱位。（From Williams IV CS. Proximal Interphalangeal Joint Fracture Dislocations:Stable and Unstable. Hand Clinics. 2012; 28:409–416 p.410. Originally published by Blazar PE, Steinberg DR. Fractures of the proximal interphalangeal joint. JAAOS. 2000; 8(6): 383–390; with permission）

PIP 关节骨折与脱位

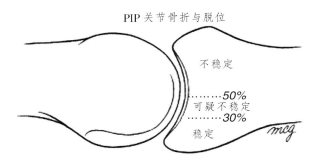

不稳定

50%

可疑不稳定

30%

稳定

图 1.4　Kiefhaber 和 Stern 基于稳定度的 PIP 关节背侧骨折与脱位分类示意图。在此分类中，PIP 关节背侧骨折与脱位的稳定性结果可基于掌侧关节支撑结构的损伤范围及完整性进行分类。（From Williams IV CS. Proximal Interphalangeal Joint Fracture Dislocations: Stable and Unstable. Hand Clinics. 2012; 28:409–416 p.410. Originally published by Kiefhaber TR. Phalangeal dislocations/periarticular trauma. In: Peimer CA ed. Surgery of the hand and upper extreity.Vol 1. New York: McGrawd 鄄 Hill, 2996:963; with permission）

但是关于此类损伤何时采用手术或非手术治疗的数据很少。如果某一点需要至少屈曲 30°来保持复位稳定,该损伤应重新诊断为不稳定损伤,并应采取手术治疗[2]。可疑不稳定损伤需要屈曲 30°以上来保持中心复位者,使用非手术治疗更易发生半脱位。此外,屈曲大于 30°时长时间制动可能导致僵硬、疼痛以及屈曲挛缩。

不稳定损伤

不稳定损伤是指关节面损伤范围大于 50%,或需要 PIP 关节屈曲大于 30°才能保持关节中心复位关系的骨折。这类损伤需要进行手术治疗,恢复掌侧支撑,从而可以让手指在没有异常铰链活动的情况下进行早期活动锻炼,防止关节僵硬、退行性改变以及屈曲挛缩等因非手术治疗及持续性半脱位所致的继发问题[2]。目前有多种手术方案,但并无证据支持哪一种治疗方式效果更好。几项临床病例的综述认为,使用不同的治疗手段,术后关节活动度、屈曲挛缩、最终随访时的影像学表现以及疼痛等结果无显著性差异[5]。最常用的治疗方法包括纵向牵引装置(Schenck)[24]、闭合复位克氏针固定、闭合复位及外固定、切开复位以小螺钉或克氏针固定、张力带固定、Malerich 及 Eaton 等率先使用的掌板成形术[25]以及半钩骨关节成形术[2,4,26]。目前有许多不同的外固定架设计,如 Agee 的力偶装置[18]可施加掌向作用力来维持关节复位、经过 PIP 关节旋转中心的自制外固定架[4]、动态外固定架[20,27]以及 Suzuki 设计的外固定架[28]。其治疗效果相仿。手术成功一般运动弧可达到 65°~90°及最多有 25°的屈曲挛缩。报道显示,患者能忍受 15°~20°的屈曲挛缩而无功能受限,各种治疗技术结果之间无明显差异[3]。

慢性背侧骨折与脱位不同于急性损伤,因此治疗手段也不同。中节指骨基底掌侧关节残端的铰链限制了屈曲弧,而且如果不对其进行治疗,此处可因病灶持续增加的压力而出现磨损。确定未复位的骨片的关节磨损及退行性改变的程度,对于评判复位及稳定治疗的成功或失败可能性十分重要。如果磨损或退行性改变严重,应避免复位,否则会导致残存疼痛,此时应采取关节融合术或关节成形术[2]。如果对慢性脱位进行复位,通常需要松解背侧软组织粘连以及用指浅屈肌腱束进行掌侧加固和(或)使用骨移植物的截骨术[2]。或者进行掌板关节成形术[2]或半钩骨关节成形术[26]，这两种方法已证实可替代许多更传统的手段。掌板成形术或半钩骨关节成形术的优点在于重建掌侧支持结构，增加掌侧结构紧张度，同时保持光滑的滑动面。

基于 Kiefhaber 及 Stern 稳定度分类的治疗流程以及上述可选的治疗方案见图 1.5。

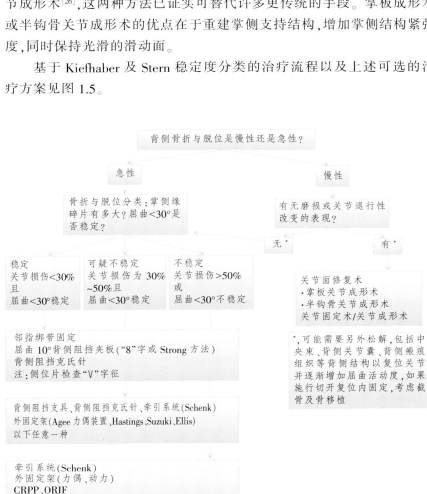

图 1.5　PIP 关节背侧骨折与脱位的治疗方案。

结论

中节指骨基底掌侧关节面是 PIP 关节背侧脱位后主要的稳定结构。对 PIP 关节背侧骨折与脱位进行恰当评估,首先最重要的是确定中节指骨基底掌侧关节面受累程度,以及在纯侧位片上观察是否存在关节的背侧半脱位。治疗的核心是恢复并保持关节的中心复位,可根据损伤类型的稳定性,决定采取非手术治疗方法还是手术治疗方法。目前有许多报道的治疗方法都可以达到这一目标。未来的研究中可进一步对这些类似的治疗选择的结果进行比较,从而明确何种方法为最优的治疗方案。

(刘路　刘波　译)

参考文献

1. Haase SC, Chung KC. Current concepts in treatment of fracture-dislocations of the proximal interphalangeal joint. J Plast Reconstr Surg.2014;134:1246–57.

2. Kiefhaber TR, Stern PJ. Fracture dislocations of the proximal interphalangeal joint. J Hand Surg. 1998;23A(3):368–79.

3. Mangelson JJ, Stern PJ, Abzug JM, Chang J, Osterman AL. Complications following dislocations of the proximal interphalangeal joint. Instr Course Lect. 2014;63:123–30.

4. Hastings II H, Carroll IV C. Treatment of closed articular fractures of the metacarpophalangeal and proximal interphalangeal joints. Hand Clin.1988;4(3):503–27.

5. McAuliffe JA. Dorsal fracture dislocation of the proximal interphalangeal joint. J Hand Surg. 2008;33(10):1885–8.

6. Khouri JS, Bloom JMP, Hammert WC. Current trends in the management of proximal interphalangeal joint injuries of the hand. J Plast Reconstr Surg. 2013;132:1192–204.

7. Leijnse JNAL, Quesada PM, Spoor CW. Kinematic evaluation of the finger's interphalangeal joints coupling mechanism—variability, flexion-extension differences, trig-

gers, locking, swanneck deformities, anthropometric correlations. J Biomech. 2010; 43:2381-93.

8. Uchiyama S, Cooney III P, Linscheid RL, Niebur G, An KN. Kinematics of the proximal interphalangeal joint of the finger after surface replacement. J Hand Surg. 2000; 25(A):305-12.

9. Liebovic SJ. Anatomy of the proximal interphalangeal joint. Hand Clin.1994;10:169-78.

10. Williams IV CS. Proximal interphalangeal joint fracture dislocations stable and unstable. Hand Clin. 2012;28:409-16.

11. Lutz M, Fritz D, Arora R, Kathrein A, Gabl M, Pechlaner S, Del Frari B, Poisel S. Anatomical basis for functional treatment of dorsolateral dislocation of the proximal interphalangeal joint. Clin Anat. 2004;17:303-7.

12. Eaton RF, Sunde D, Pang D, Singson R. Evaluation of "neocollateral"ligament formation by magnetic resonance imaging after total excision of the proximal interphalangeal collateral ligaments. J Hand Surg. 1998;23:322-7.

13. Eaton RG. Joint injuries of the hand. Springfield, IL: Charles C. Thomas;1971. p. 9-34.

14. Deitch MA, Kiefhaber TR, Comisar BR, Stern PJ. Dorsal fracture dislocations of the proximal interphalangeal joint: surgical complications and long-term results. J Hand Surg. 1999;24(A):914-23.

15. Lee JYL, Teoh LC. Dorsal fracture dislocations of the proximal interphalangeal joint treated by open reduction and interfragmentary screw fixation: indications, approaches, and results. J Hand Surg Br.2006;31(B):138-46.

16. Tyser AR, Tsai MA, Parks BG, Means Jr KR. Stability of acute dorsal fracture dislocations of the proximal interphalangeal joint: a biomechanical study. J Hand Surg. 2014;39:13-8.

17. Hamer DW, Quinton DN. Dorsal fracture subluxation of the proximal interphalangeal joints treated by extension block splintage. J Hand Surg. 1992;17(B):586-90.

18. Agee JM. Unstable fracture dislocations of the proximal interphalangeal joint. Treatment with the force couple splint. Clin Orthop. 1987;214:101-12.

19. Morgan JP, Gordon DA, Klug MS, Perry PE, Barre PS. Dynamic digital traction for unstable comminuted intraarticular fracture-dislocations of the proximal interphalangeal joint. J Hand Surg. 1995;20(A):565-73.

20. Ellis SJ, Chen R, Prokopis P, Chetboun A, Wolfe SW, Athanasian EA,Weiland AJ. Treatment of proximal interphalangeal dorsal fracture-dislocation injuries with dynamic external fixation: a pins and rubber band system. J Hand Surg. 2007;32A (8): 1242–50.

21. Salter RB. The physiologic basis of continuous passive motion for articular cartilage healing and regeneration. Hand Clin. 1994;10:211–20.

22. McElFresh EC, Dobyns JH, O'Brien ET. Management of fracture-dislocation of the proximal interphalangeal joints by extension-block splinting. J Bone Joint Surg Am. 1972;54(A):1705–11.

23. Strong ML. A new method of extension block splinting for the proximal interphalangeal joint-preliminary report. J Hand Surg.1980;7(A):77–8.

24. Schenck RR. Dynamic traction and early passive movement for fractures for the proximal interphalangeal joint. J Hand Surg. 1986;11(A):850–8.

25. Malerich MM, Eaton RG. The volar plate reconstruction for fracture-dislocation of the proximal interphalangeal joint. Hand Clin.1994;10:251–60.

26. Williams RM, Hastings II H, Kiefhaber TR. PIP fracture/dislocation treatment technique: use of a hemihamate resurfacing arthroplasty. Tech Hand Up Extrem Surg. 2002;6(4):185–92.

27. Ruland RT, Hogan CJ, Cannon DL, Slade JF. Use of dynamic distraction external fixation for unstable fracture-dislocations of the proximal interphalangeal joint. J Hand Surg. 2008;33(1):19–25.

28. Suzuki Y, Matsunaga T, Sato S, Yoki Y. The pins and rubber traction system for treatment of comminuted intraarticular fractures and fracture-dislocations in the hand. J Hand Surg. 1994;19(B):98–107.

第 2 章 背侧阻挡夹板治疗背侧骨折与脱位

C.Liam Dwyer, Scott W. Rogers, Alex J. Ferikes,

John D. Lubahn, Terri L. Wolfe, Katie Froehlich

摘　要：近指间(PIP)关节背侧骨折与脱位的治疗方案有很多。背侧阻挡夹板是一种非手术治疗手段，可以在保持 PIP 关节处于可接受的复位状态下，进行适当、安全的活动。背侧阻挡夹板可保持关节复位，从而使 PIP 关节周围韧带结构在其正常的解剖位置处愈合。屈曲挛缩好发于任意类型 PIP 关节损伤，但使用背侧阻挡夹板能让关节屈曲的同时允许关节早期进行活动，从而将屈曲挛缩的风险降到最小。本章报道 1 例使用背侧阻挡夹板治疗 PIP 关节背侧骨折与脱位的临床病例。

关键词：背侧阻挡夹板　背侧　近指间关节　骨折与脱位

引言

尽管对于 PIP 关节背侧脱位有一套固定的治疗指南，但实际临床治疗方案很大程度上取决于外科医生的经验、喜好以及临床判断。PIP 关节损伤的僵硬发生率很高。因此早期诊断以及在保持关节稳定性的情况下，早期主动活动对于改善预后非常重要[3]。背侧阻挡夹板的优点主要在于其为非手术治疗，能允许早期活动，可将挛缩的风险降到最小。

病例病史

患者，女性，33 岁，洗澡时摔倒，当时左手中指、环指立刻出现疼痛及畸形。之后患者至当地医院急诊科就诊，体格检查怀疑中指、环指近指间关节背侧脱位。局部麻醉下行中指、环指闭合复位。复位后复查 X 线片提示复位满意,两根手指中节指骨基底部掌板止点小型撕脱骨折。体检侧副韧带稳定。与手外科医生电话沟通后予以中指、环指屈曲 30°位背侧支具固定。嘱患者数天后手外科医生处复查。

体格检查表现

受伤 3 天后门诊检查,各根手指有轻度肿胀以及淤血。中指、环指侧副韧带触诊检查并记录张力。两根手指 PIP 关节主动屈曲 30°~60°。患指 PIP 关节皆未发现不稳定。影像学表现提示患指皆复位满意,中指中节指骨基底部掌板止点存在小的撕脱骨折。

由于患者复位稳定(关节面骨折小于 30%)且对位对线良好,患指屈曲 30°,是背侧阻挡夹板治疗的适应证。患者之后按照专业手理疗师(CHT)的指导,患指采取屈曲 30°位的背侧阻挡夹板进行治疗。

治疗选择

PIP 关节背侧骨折与脱位的稳定性是决定是否需要治疗的关键。可根据中节指骨关节面损伤的范围对骨折稳定性进行判断[5]。对于关节面损伤范围,小于 30% 为骨折稳定,30%~50% 为可疑,大于 50% 为不稳定[6],这 3 个数值可作为参考位点。关节稳定性需在治疗过程中由临床体格检查进行判断[7]。在体格检查中,需明确保持稳定的情况下可背伸到何种程度。一般来说,屈曲角度越大稳定性越好,如果患者需要屈曲 30°以上来保持良好复位,则为不稳定损伤[4]。确定稳定性的最佳时间是 PIP 关节复位后立即进行。在指根阻滞麻醉仍有效时,可在 PIP 关节不同屈曲角度时检查桡尺侧副韧带稳定性。患指被动背伸直至出现不稳定,并记录出现不稳定时的背伸角度。

稳定及可疑稳定的损伤可以使用绑带将患指及相邻指并联固定在一起(图 2.1),或用背侧阻挡夹板治疗(图 2.2),同时可允许活动以及保持功能[7-9]。允许关节主动活动与牢固制动相比预后更好[8,10]。而不稳定骨折需要手术治疗,并且禁忌使用背侧阻挡夹板[9]。

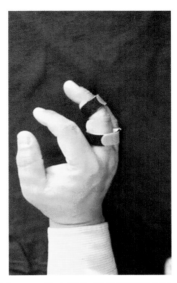

图 2.1　将患指与相邻指绑带固定。

选择适宜的治疗方法

McElfresh 等[7]最先提出该类患者使用背侧支具阻挡 PIP 关节背伸(图 2.2)。该方法使 PIP 关节于支具内保持复位状态,可作为 PIP 骨折半脱位的一个可选方案[9]。背侧阻挡夹板的优点在于它能使患指在一个稳定可靠的范围内活动,不至于像屈曲位牢固制动那样容易引起屈曲挛缩[15,16]。

尽管屈曲 50°~60°制动效果可以接受[7],但对于需要屈曲 30°以上才能维持复位的患者,一般推荐手术治疗以获得满意疗效[1,4]。这些一般推荐方案并无高水平的研究证据支持,尤其是考虑 PIP 关节维持稳定性需要保持屈曲,目前并无明确指南建议不稳定的 PIP 关节骨折与脱位可保守治疗。Lutz 等[16]通过对存在 PIP 关节背侧及侧方脱位复位后的尸体标本模型的研究发现,PIP 关节复位后,掌板及侧副韧带可重新回到正常的解剖位置。这就提示,只要 PIP 关节维持复位并允许足够的活动以防止屈曲挛缩,非手术治疗可获得满意的疗效。其他研究所显示的关节面骨

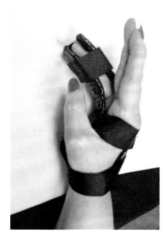

图 2.2   背侧阻挡支具将 PIP 关节固定于屈曲位,防止关节再脱位。

折复位不佳(存在台阶、间隙或压缩)并不对关节最终活动范围、疼痛或患者满意度造成不利影响的事实也支持上述结论[11-15]。

如果可保持关节稳定性以及 PIP 关节对位对线复位,并且患者理解病情,能配合治疗,则可以推荐使用背侧阻挡的非手术治疗方案。

伤后(术后)的康复治疗

患者接受手理疗师根据有明确诊断及描述的处方指导进行推荐的治疗后,预后可有所改善。比如,诊断应为"PIP 关节背侧脱位支具屈曲30°,3 周内逐渐背伸至中立位 0°"。

处理手外伤的团队应该让患者参与治疗,从而让其更好地了解治疗及恢复时间,并让患者自己保证能佩戴支具进行锻炼。不管时间多有限,都要让康复治疗师及外科医生会诊,因为手外科医生与康复治疗师的合作以及将患者纳入同一团队十分重要。此外,应使患者感觉他需要对最终的结果负起自己的责任,并且严格遵守术后或伤后康复计划,这对于改善预后十分重要。康复治疗师和患者可共同制订在损伤承受范围内的主动及被动活动范围的恢复方案。有资质的康复治疗师都清楚了解损伤的病理生理、生物力学机制以及恢复时间,同时也知道如果肿胀加重或活动度丢失时应与外科医生一起讨论下一步的治疗方案。

治疗的第一阶段应为保护损伤的关节。康复治疗师应清楚中节指骨掌板止点处是否有骨折块。夹板固定后 1~2 天,可使用背侧阻挡支具在 PIP 关节屈曲 25°~30°位进行活动。理疗师根据 PIP 关节复位后的稳定性确定屈曲程度。有克氏针与背侧阻挡的患者使用支具是为了盖住针头以达到保护目的,并可去掉支具让 PIP 关节主动对抗克氏针背伸活动(图 2.3)。存在其他损伤或更严重损伤的患者可考虑使用自前臂延伸至手指的背侧阻挡支具(图 2.4)。在固定支具中,可用胶带或尼龙搭扣将中节指骨固定于支具上。拆下搭扣使 PIP 关节能主动屈曲。

目前常规支持早期活动,甚至存在轻度不稳定损伤。早期活动的收益大于风险,并且早期有保护的活动可促进软组织愈合、肌腱滑行以及改善关节活动性。避免长时间制动很重要,否则可造成关节僵硬、疼痛及退行性改变,导致长期预后不良。最理想的治疗方案应依据证据的检查后制订。但是讨论 PIP 关节骨折与脱位早期活动有益的文献很少。尽管如此,还是有证据支持在任何骨折或韧带损伤的治疗中,早期主动和(或)被动活动可改善关节软骨的营养,并且最终获得更好的活动范围及

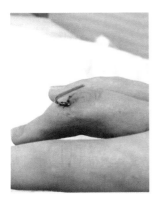

图 2.3　背侧脱位复位后用
　　　克氏针固定。

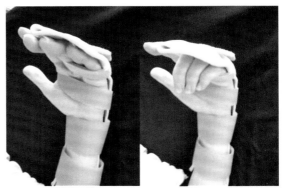

图 2.4　前臂支具。

整体功能[18]。一般来说,PIP 关节背侧骨折与脱位只要用背侧阻挡支具防止其过伸及再脱位,就可以立刻开始活动。掌板愈合需要 3~4 周,一旦愈合,可以将患指与未损伤的邻指进行邻指固定。应注意保护侧副韧带不受损伤,例如,若中指的桡侧副韧带损伤,邻指固定应取示指;若中指尺侧副韧带损伤,则应取环指行邻指固定。

临床问题及解决方案

如果患者开始出现 PIP 关节活动度丧失或 PIP 关节过伸(鹅颈畸形),或者斜支持韧带(ORL)过紧,康复治疗师应予以特别关注。

外科医生及康复治疗师应注意是否可能发展成假纽扣状畸形。该畸形主要是 PIP 关节屈曲挛缩,导致远指间(DIP)关节显得过伸。当 PIP 关节屈曲时,ORL 没有紧张迹象,而且 DIP 关节可以轻易屈曲。

逆阻挡练习是 PIP 关节恢复主动背伸活动的最有效方法,PIP 关节可达到被动完全背伸时,效果尤其明显。掌指关节保持屈曲位,从而使EDC 的伸直效应向更远端延伸。患者可以使用某种物品如笔(图 2.5)或借助逆阻挡支具来完成。

相对运动(RM)支具(图 2.6)最早由 Howell 提出[19]。该支具使伤指两侧相邻手指的掌指关节处于比伤指(PIP 关节伸直受限)的掌指关节更加伸直的位置,从而可使伤指的 PIP 关节被动悬吊于伸直但不过伸的位置。

PIP 关节过伸(鹅颈畸形)可用轻度屈曲(30°)的固定支具进行治疗。白天应不妨碍日常活动,夜间固定使 PIP 关节保持在屈曲位。掌指关节及 DIP 关节处有固定阻挡的支具可使 PIP 关节活动加强。订制或成品的"8"字支具(图 2.7)对于在日常生活中提供三点固定以及限制 PIP 关节过伸很有效。

ORL 过紧可通过使 PIP 关节背伸来治疗。一旦足够稳定,可被动屈曲 DIP 关节。早期 DIP 阻挡练习可防止 ORL 过紧,从而使骨折稳定,提高侧方束的整体性。治疗中可使用固定支具(图 2.8),或管型石膏保持PIP 关节伸直,但允许 DIP 关节屈曲。

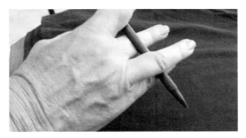

图 2.5　使用笔进行逆抗阻挡练习,使 PIP 关节主动背伸至最大程度。

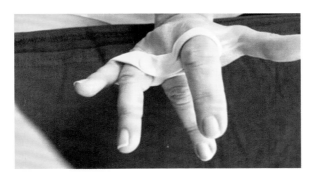

图 2.6　相对运动(RM)支具。

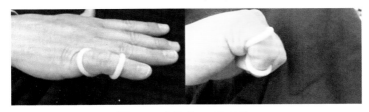

图 2.7　成品的"8"字支具。

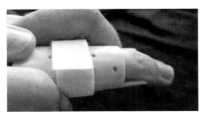

图 2.8　稳定 PIP 关节于背伸位的支具,可使 DIP 关节主动活动。

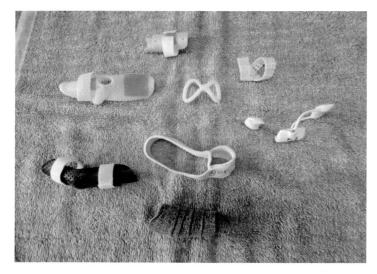

图 2.9　可用于 PIP 关节的支具。

上述不同类型的支具可根据患者的个人需要进行订制(图 2.9)。

结论

PIP 关节背侧骨折与脱位的早期诊断和及时处理非常重要。根据损伤特点、患者因素及术者喜好,现在有多种非手术或手术方法可对其进行治疗。所有治疗手段的治疗目标都是使用适宜的方法使关节复位良好,并且活动度满意,功能恢复且无疼痛。尽管 PIP 关节本身可导致可接受的活动度丢失[2],但对适合的患者使用背侧阻挡夹板的非手术治疗可获得满意疗效。

(刘路　刘波　译)

参考文献

1. Green DP. Green's operative hand surgery. 6th ed. Philadelphia, PA:Churchill Livingstone; 2005.

2. Elfar J, Mann T. Fracture-dislocations of the proximal interphalangeal joint. J Am Acad Orthop Surg. 2013;21:88–98. doi:10.5435/JAAOS–21–02–88.

3. Strickland JU,Steichen JB, American Society for Surgery of the Hand. Difficult problems in hand surgery. St. Louis, MO: Mosby; 1982. xiii, 434.

4. Kiefhaber TR. Phalangeal dislocations/periarticular trauma. New York,NY: McGraw-Hill Professional Publishing; 1996.

5. Hastings 2nd H, Carroll 4th C. Treatment of closed articular fractures of the metacarpophalangeal and proximal interphalangeal joints. Hand Clin. 1988;4:503–27.

6. McAuliffe JA. Dorsal fracture dislocation of the proximal interphalangeal joint. J Hand Surg [Am]. 2008;33:1885–8. doi:10.1016/j.jhsa.2008.08.017.

7. McElfresh EC, Dobyns JH, O'Brien ET. Management of fracture-dislocation of the proximal interphalangeal joints by extension-block splinting. J Bone Joint Surg Am. 1972;54:1705–11.

8. Phair IC, Quinton DN, Allen MJ. The conservative management of volar avulsion fractures of the P.I.P. joint. J Hand Surg (Br). 1989;14:168–70. doi:10.1016/0266–7681 (89)90120–4.

9. Hamer DW, Quinton DN. Dorsal fracture subluxation of the proximal interphalangeal joints treated by extension block splintage. J Hand Surg (Br). 1992;17:586–90. doi: 10.1016/S0266–7681(05)80249–9.

10. Arora R, Lutz M, Fritz D, Zimmermann R, Gabl M, Pechlaner S. Dorsolateral dislocation of the proximal interphalangeal joint: closed reduction and early active motion or static splinting; a retrospective study. Arch Orthop Trauma Surg. 2004;124:486–8. doi:10.1007/s00402–004–0707–0.

11. Newington DP, Davis TR, Barton NJ. The treatment of dorsal fracture-dislocation of the proximal interphalangeal joint by closed reduction and Kirschner wire fixation: a 16-year follow up. J Hand Surg (Br). 2001;26:537–0. doi:10.1054/jhsb.2001.0698.

12. Duteille F, Pasquier P, Lim A, Dautel G. Treatment of complex interphalangeal joint fractures with dynamic external traction: a series of 20 cases. Plast Reconstr Surg. 2003;111:1623–9. doi:10.1097/01. PRS.0000054160.46502.D0.

13. Majumder S, Peck F, Watson JS, Lees VC. Lessons learned from the management of complex intra-articular fractures at the base of the middle phalanges of fingers. J Hand Surg (Br). 2003;28:559–65. doi:10.1016/S0266–7681(03)00139–6.

14. Dionysian E, Eaton RG. The long-term outcome of volar plate arthroplasty of the prox- imal interphalangeal joint. J Hand Surg [Am]. 2000;25:429–37. doi:10.1016/S0363– 5023(00)70026–8.

15. Kuczynski K. The proximal interphalangeal joint. Anatomy and causes of stiffness in the fingers. J Bone Joint Surg (Br). 1968;50:656–63.

16. Lutz M, Fritz D, Arora R, Kathrein A, Gabl M, Pechlaner S, Del Frari B, Poisel S. Anatomical basis for functional treatment of dorsolateral dislocation of the proximal in- terphalangeal joint. Clin Anat. 2004;17:303–7.doi:10.1002/ca.10216.

17. Deitch MA, Kiefhaber TR, Comisar BR, Stern PJ. Dorsal fracture dislocation of the proximal interphalangeal joint: surgical complications and long-term results. J Hand Surg[Am].1999;24:914–23. doi:10.1053/jhsu.1999.0914.

18. Salter RB, Simmonds DF, Malcolm BW, Rumble EJ, MacMichael D, Clements ND. The biological effect of continuous passive motion on the healing of full-thickness de- fects in articular cartilage. An experimental investigation in the rabbit. J Bone Joint Surg Am. 1980;62:1232–51.

19. Howell JW, Merritt WH, Robinson SJ. Immediate controlled active motion following zone 4–7 extensor tendon repair. J Hand Ther. 2005;18:182–90. doi:10.1197/j.jht. 2005.02.011.

第3章 背侧阻挡穿针

Erica J. Gauger, Julie E. Adams

摘 要：近指间(PIP)关节骨折与脱位是常见的损伤，通常是由于指尖受到直接的轴向外力所致。本章主要讲述背侧阻挡穿针的适应证和手术技巧，这项技术很简单、廉价和易学，可使软组织结构得到愈合，同时可使关节保持复位，并可在稳定的复位弧内活动。这项技术适用于 PIP 关节损伤可以闭合复位但关节不稳定的患者。背侧阻挡夹板的优点是不需要制作合适夹板的专业技术，对关节位置的维持也不受患者依从性的影响。

关键词：近指间关节　骨折　脱位　背侧阻挡穿针

引言

PIP 关节是常见的损伤部位，通常是由于指尖受到轴向的跨关节应力或者是关节过伸所致[1,2]。这些损伤的严重程度开始常被低估，导致误诊或是耽误治疗，最终预后较差[3]。PIP 关节骨折与脱位潜在的并发症包括关节僵硬、持续疼痛、反复不稳定和退行性关节炎[4]。治疗的主要目标是获得稳定的 PIP 关节，并保持其功能性活动范围，尽量减少疼痛和功能障碍。

PIP 关节骨折与脱位的治疗具有一定的挑战性，本章主要讲述背侧阻挡穿针技术。

病理解剖学

PIP 关节骨折与脱位最常见于中节指骨基底掌侧骨折，中节指骨相对于近节指骨背侧脱位或半脱位。由于中节指骨和近节指骨的形状使得 PIP 关节有固有的骨性稳定活动度，软组织结构也参与稳定 PIP 关节，包括桡侧和尺侧副韧带、掌板、背侧关节囊、侧束、背侧伸肌装置的中央腱束和屈肌腱鞘[2]。关节损伤复位后的稳定性很大程度上取决于骨折块的大小。

在前面章节曾提到，如果掌侧骨折块小于 30%的关节面，通常来说可以通过闭合非手术的方法使关节复位并保持。如果掌侧骨折块大于关节面的 30%~40%，很有可能复位后会持续不稳定[5]。这是由于当骨折块小于 30%的关节面时，侧副韧带的附着点还有一些残留在中节指骨主干。当骨折块大于 40%的关节面时，很可能侧副韧带的整体都附着在骨折块上，导致剩下中节指骨的不稳定，这样的话，常需要手术干预来获得关节稳定。背侧阻挡穿针适用于 PIP 关节可以闭合复位但不稳定的患者。最理想的患者是关节屈曲为 30°~40°时就能保持复位稳定。

治疗

1972 年 Ed McElfresh 最早描述了背侧阻挡夹板技术。这项技术包括骨折与脱位的复位，然后在透视下评估关节运动稳定弧度，将 PIP 关节固定在比开始出现半脱位的角度多屈曲 10°~20°的位置。允许患者在阻挡夹板限定的范围内主动活动，允许伸直的角度随着时间缓慢增加，直到完全撤除夹板[6]。这项技术是很有成效的，但是由于夹板很笨重，需要患者有很好的依从性。此外，McElfresh 和 Dobyns 建议骨折累及 30%及以下关节面的患者，以及一些骨折累及 30%~50%的关节面患者，使用阻挡夹板治疗，但他们强调，对后者应当考虑手术干预。

为了克服阻挡夹板的笨重及患者在使用过程中的依从性问题，引入了背侧阻挡穿针技术。Sugawa 在 1979 年首次描述了这项技术，其利用克氏针阻挡关节背伸，从而预防压力负荷传导至中节指骨掌侧基底。这不仅可以防止反复发生背侧脱位或半脱位，而且不必行骨折固定或骨移植来维持关节复位[7]。

手术技巧

手术时要从背侧置入一根 0.045~0.054 英寸（1 英寸=2.54cm）的克氏针，穿过近节指骨头，防止关节完全伸直（图 3.1）。利用微动力置入克氏针，理想的位置是放置在邻近伸肌装置的地方，防止刺穿伸肌腱发生粘连。术中透视确认克氏针的位置。这根针允许手指完全屈曲，但是阻止完全伸直，大概距完全伸直 30°~40°，从而防止关节再次发生脱位或半脱位[8,9]。然后透视下证实在背侧阻挡克氏针限制的全部活动范围内，关节都可以保持复位稳定。如果关节能维持满意复位，可调整克氏针长度，留置在皮外。

术后立即指导患者手部康复，允许在克氏针限制范围内完全自主屈曲和伸直。如果术后 X 线片证实关节稳定复位，通常在术后 3~4 周拔除克氏针。留置克氏针期间，鼓励患者主动屈曲关节。患者应该和康复治疗师密切合作，以确保恢复关节活动范围。拔除克氏针后，患者继续和康复治疗师合作，重点恢复关节完全伸直功能。

结果

一些学者报道，这项技术结果满意，并发症少[7-11]。Viegas 在 1992 年报道了 3 例 PIP 关节骨折与脱位患者，骨折块累及 35%~75%的关节面，

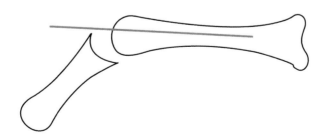

图 3.1　背侧阻挡穿针示意图。从近节指骨头放置克氏针（偏心性放置，避免刺穿伸肌装置），阻止 PIP 关节完全伸直。

应用背侧阻挡穿针治疗。在近节指骨远端背侧置入克氏针,允许关节完全屈曲,但是限制最后的 30°伸直。术后 4 周拔除克氏针,术后 8 周患者即恢复了全部或接近全部的伸直功能,平均屈曲角度为 110°。这组病例的第 3 个患者在拔除克氏针后没有回来随访。这组病例没有发生大的并发症和感染。其中一个患者术中需要在中节指骨临时放置髓内克氏针,帮助粉碎性骨折块复位,这枚克氏针在手术结束前拔出[9]。

Inoue 和 Tamura 在 1991 年报道了在 14 例 PIP 关节骨折与脱位患者中应用背侧阻挡克氏针。3 例患者骨折累及少于 30%的关节面,11 例患者骨折累及大于 30%的关节面,其中有 4 例患者骨折累及大于 50%的关节面。所有患者均行闭合复位或切开复位,放置背侧阻挡克氏针,同时行骨折固定。背侧阻挡克氏针在 PIP 关节屈曲 30°~40°时,任意放置在伸肌装置的两边。术后立刻允许主动屈曲。术后 3 周拔除克氏针,允许渐进性活动。随访时间平均为 14 个月,PIP 关节平均活动范围为 94°。总的来说,作者报道的患者在术后 6 周即可恢复完全屈曲功能,但是直到术后8~16周才能达到完全伸直[11]。

对于单独行背侧阻挡穿针不能恢复关节面平整的患者,Waris 和 Alanen 提出了经皮复位辅助背侧阻挡穿针的技术[10]。背侧阻挡穿针按上文所述方法进行[9]。如果关节面存在阶梯,则行经皮髓内复位骨折块,恢复关节面平整。用一根预先折弯的克氏针通过 2mm 的皮道,从中节指骨远端外侧伸肌腱掌面置入,用来顶起复位骨折块。在手术结束前移除这根针。这组病例中骨折块平均累及 53%的关节面。

作者报道了 13 例患者,15 个手指损伤,平均随访 5 年。在最后随访时,PIP 平均关节活动度为 83°,有 3°的屈曲挛缩。15 个手指中有 6 个手指X 线片显示有轻度退行性改变[10]。

病例

背侧阻挡穿针适应证为:患者中节指骨掌侧基底骨折,骨折累及大于 30%的关节面,可复位关节,但是不能在全部活动范围内保持复位。在这些患者中,背侧阻挡穿针可帮助维持复位,同时允许在关节复位稳定运动弧内立刻活动,预防关节僵硬。

病例:患者,男性,44岁,右利手,冰上扫帚球比赛时右手小指被其他选手的球棍击中。患者立刻感到手指疼痛,手指畸形,但直到损伤5天后才来就诊评估。X线片显示右手小指PIP关节骨折伴背侧脱位(图3.2)。考虑患者骨折类型及损伤到初诊的时间,临床无法闭合复位,给予患者手术干预。

患者同意根据手术情况行可能的闭合或是切开复位、外固定牵引、掌板成形术和背侧阻挡穿针。患者进手术室,取仰卧位,诱导麻醉监测,用10mL 1%利多卡因与肾上腺素1:200 000配比,行区域阻滞麻醉。麻醉起效后,持续牵引并屈曲PIP关节,手法复位关节,关节面平整,但是当伸直手指时,关节非常不稳定,容易再次脱位。鉴于关节可以手法复位但不能维持稳定复位,我们选择放置背侧阻挡穿针。选用一根0.054英寸的克氏针作为背侧阻挡穿针。经皮将克氏针从近节指骨远端插入髓腔。克氏针稍微偏心性置入,以防止刺穿背侧伸肌腱,阻挡角度固定在比关节发生再脱位角度多屈曲10°~15°(通常克氏针限制PIP关节在屈曲30°~40°)的位置(图3.3)。

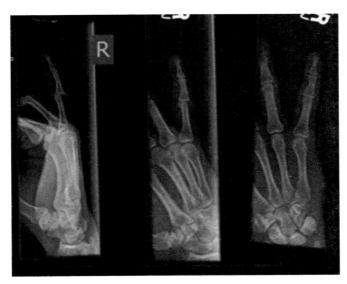

图3.2 术前小指后前位和侧位X线片显示中节指骨背侧移位,PIP关节骨折与脱位。

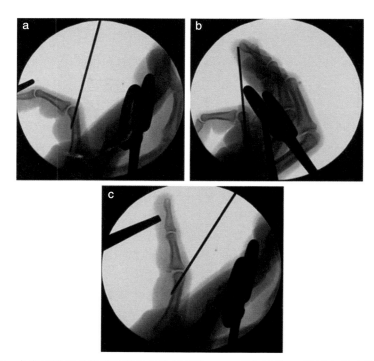

图 3.3　术中透视显示放置克氏针后关节复位(a)。完全屈曲(b)及最大伸直位(c)关节复位维持稳定。留置克氏针,使关节最大可伸直到距离完全伸直 30°的位置。

　　在背侧阻挡克氏针限制范围内,全程活动关节,透视下确认关节复位并维持稳定。修剪克氏针长度,留置皮外,无菌敷料覆盖,放置铝制背侧阻挡夹板。

　　术后第 2 天开始指导手功能康复,允许患者在克氏针限制范围内主动屈伸关节。换用订制的热塑性夹板保护克氏针,使患者更加舒适。患者和康复治疗师密切合作,保证恢复屈曲功能。术后 3 周时随访,患者手指 X 线片显示复位稳定(图 3.4)。拔除克氏针,指导患者康复以恢复关节活动度。这位患者最后随访时间为去除克氏针的当天。其掌指关节总活动度为屈曲 10°~80°,PIP 关节 30°~80°,DIP 关节 20°~50°。要求患者在拔针后 2 周随访,但是没来。

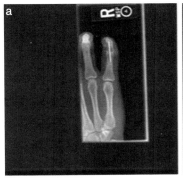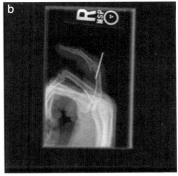

图 3.4　术后 3 周时前位(a)和侧位(b)X 线片显示关节复位稳定,随后拔除克氏针。

结论

　　PIP 关节骨折与脱位是常见的损伤,可导致关节僵硬、疼痛、关节炎和功能障碍。中节指骨基底掌侧骨折累及大于 30% 的关节面,通常闭合复位后关节不稳定,需要手术治疗。有很多手术方法,使用单根克氏针行背侧阻挡穿针技术是一个不错的方法,在骨折愈合期间,使得不稳定的关节保持稳定复位,避免了使用笨重的夹板,在克氏针限制下可立即主动活动,对软组织损伤微小。

(李峰　刘波 译)

参考文献

1. Ng CY, Oliver CW.Fractures of the proximal interphalangeal joints of the fingers. J Bone Joint Surg Br. 2009;91(6):705–12. doi:10.1302/0301– 620X.91B6.21953.

2. Badia A, Riano F, Ravikoff J, Khouri R, Gonzalez-Hernandez E, Orbay JL. Dynamic intradigital external fixation for proximal interphalangeal joint fracture dislocations. J Hand Surg Am. 2005;30(1):154–60. S0363–5023(04)00559–3 [pii].

3. Chinchalkar SJ, Gan BS. Management of proximal interphalangeal joint fractures and

dislocations. J Hand Ther. 2003;16(2):117–28. S0894113003000255 [pii].

4. O'Rourke SK, Gaur S, Barton NJ. Long-term outcome of articular fractures of the phalanges: an eleven year follow up. J Hand Surg Br. 1989;14(2):183–93.

5. Vitale MA, White NJ, Strauch RJ. A percutaneous technique to treat unstable dorsal fracture-dislocations of the proximal interphalangeal joint.J Hand Surg Am. 2011;36(9): 1453–9. doi:10.1016/j.jhsa.2011.06.022.

6. McElfresh EC, Dobyns JH, O'Brien ET. Management of fracture-dislocation of the proximal interphalangeal joints by extension-block splinting. J Bone Joint Surg Am. 1972;54(8):1705–11.

7. Sugawa I, Otani K, Kobayashi A. Treatment of fracture dislocation PIP-joint by kirschner wire extension block method. Cent Jpn J Orthop Traumat. 1979;22:1409–12.

8. Twyman RS, David HG. The doorstop procedure. A technique for treating unstable fracture dislocations of the proximal interphalangeal joint. J Hand Surg Br. 1993;18(6): 714–5.

9. Viegas SF. Extension block pinning for proximal interphalangeal joint fracture dislocations: preliminary report of a new technique. J Hand Surg Am. 1992;17(5):896–901.

10. Waris E, Alanen V.Percutaneous, intramedullary fracture reduction and extension block pinning for dorsal proximal interphalangeal fracture-dislocation. J Hand Surg Am. 2010;35(12):2046–52. doi:10.1016/j.jhsa.2010.08.004.

11. Inoue G, Tamura Y.Treatment of fracture-dislocation of the proximal interphalangeal joint using extension-block kirschner wire. Ann Chir Main Memb Super. 1991;10(6): 564–8.

第4章　近指间关节骨折与脱位:闭合复位内固定

Mark A. Vitale，Robert J. Strauch

摘　要:本章将综述近指间(PIP)关节骨折与脱位的多种闭合复位内固定技术(CRIF)，包括经关节穿针固定、背侧阻挡穿针和多种闭合复位经皮穿针技术(CRPP)。尽管大多数为背侧脱位，掌侧骨折脱位少见，但我们也简要介绍了近指间关节掌侧骨折与脱位的闭合复位内固定技术。

关键词：近指间关节　闭合复位内固定　经关节穿针固定　背侧阻挡穿针　闭合复位经皮穿针

PIP 关节骨折与脱位

简介

　　PIP 关节骨折与脱位损伤最常由手指过伸时受到轴向应力作用所致，这代表一种广泛的损伤类型[1]。在不稳定 PIP 关节骨折与脱位损伤中(掌侧骨折累及大于 40% 的关节面)，目前没有一种手术技术在维持关节稳定复位方面被证明优于其他[3-6]。有很多不同的技术，但是未能达成一致[1,7-9]。本章主要讲述急性 PIP 关节骨折与脱位的闭合复位内固定技术(CRIF)，包括经关节穿针固定和一系列的闭合复位经皮穿针技术(CRPP)。使用 CRIF 治疗背侧骨折与脱位的优点是可以避免切开关节，避免关节囊和肌腱瘢痕形成，但是不能使骨折块达到真正的解剖复位。有报道指出，决定预后的最主要因素是维持关节复位，并不是骨折块的解剖复位，因此 CRPP 是一项不错的选择[7,8]。慢性 PIP 骨折与脱位的治疗在本章中不予以讨论。

经关节穿针固定

经关节穿针固定技术治疗不稳定背侧 PIP 关节骨折与脱位可以追溯到 Bunnell 的概述[10],之后 Boyes[11]、Spray[12]、Milford[13]和 Barton[14]也做过描述。Bunnell 描述的技术包括骨折与脱位手法闭合复位,之后放置经关节克氏针,从中节指骨背侧进入,经 PIP 关节,穿入近节指骨。之后 Barton 详细地阐明了克氏针应该在中央腱束远端和侧腱束结合部近端之间置入,3~4周后去除。Newington、Davis 和 Barton 描述了这项技术在 10 例患者中的应用(图 4.1)[15]。作者对不稳定背侧骨折与脱位患者行闭合复位,放置经关节克氏针,在 PIP 关节屈曲 20°~40°位置固定关节,克氏针留置 3 周。平均随访时间为 16 年,PIP 关节总活动度平均为 85°,虽然经关节克氏针可使关节在术后保持复位稳定,但缺点是克氏针留置期间关节不能活动。

Haseth、Neuhaus 和 Mudgal 报道了 9 例患者,闭合复位后放置经关节克氏针[16]。术后平均 28 天拔除克氏针。平均随访时间为 6.5 个月,PIP关节平均活动度为屈曲 106°,完全伸直差 4°,最后随访期间无患者主诉疼痛。2 例患者 X 线片显示 PIP 关节退行性改变但无症状;1 例患者暂时性表浅皮肤针道感染,克氏针断裂,PIP 关节轻微半脱位,术后 20 个月随访时,近节指骨一侧髁缺血性坏死。

闭合复位经皮穿针

不同的经皮放置克氏针的方法,用于复位和(或)固定掌侧骨折块,都曾有取得成功的报道。Lahav、Teplitz 和 McCormack 报道了 5 例患者,中节指骨掌侧骨折不伴关节脱位或中节指骨关节内压缩骨折,使用 CRPP 技术治疗[19]。从中节指骨背侧皮质置入一根 0.035 英寸克氏针,用来人工操控压缩的关节内骨折块,再置入 4 根 0.028 英寸的克氏针固定骨折块（2 根掌背侧和 2 根桡尺侧）。患者随访时平均活动度为:PIP 关节−1°~95°,DIP 关节 4°~68°,但需要强调的是,此技术是设计用来治疗 PIP 关节骨折不伴脱位或压缩骨折的,而不是用于骨折与脱位的患者。

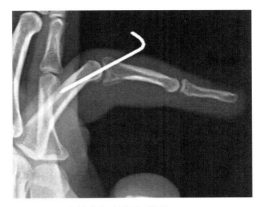

图 4.1　经关节穿针固定 PIP 关节背侧骨折与脱位。(With permission from de Haseth, K. B., Neuhaus, V and Mugdal, C.S.Dorsal fracture-dislocations of the proximal interphalangeal joint: evaluation of closed reduction and percutaneous Kirschner wire pinning. HAND 2015.10:88–93)

　　Waris 和 Alanen 报道，在 15 例 PIP 关节背侧骨折与脱位的患者中，首先经皮闭合骨折复位，再行背侧阻挡穿针[20]。首先在中节指骨远端背侧皮质用一根 2.0mm 的克氏针钻孔，再将一根 1.0mm 克氏针预先折弯，透视下通过孔道从中节指骨髓腔远端伸入近端，抵住掌侧关节内骨折块复位(图 4.2)。术中将这根克氏针拔除，仅留置背侧阻挡针。作者建议术后立即活动，PIP 关节可在背侧阻挡穿针限制范围内被动活动，掌指关节和 DIP 关节可全程主动活动。术后 2~4 周拔除背侧阻挡克氏针，开始自由主被动活动关节。5 年随访时，关节复位稳定，关节面塌陷恢复，PIP 关节平均活动度为 83°，伴有平均 3°的屈曲挛缩。

　　Vitale、White 和 Strauch 报道了 6 例 PIP 关节背侧骨折与脱位不稳定患者，应用闭合复位背侧阻挡穿针和经皮复位穿针相结合(CRDBPPR)进行了治疗[21]。随访时间平均为 17 个月，术后未发现脱位或半脱位，平均活动度：PIP 关节为伸直 4°到屈曲 93°，DIP 关节为伸直 1°到屈曲 73°。X 线片显示关节复位稳定，以患者为基础的调查显示关节功能良好，没有或有轻微疼痛。

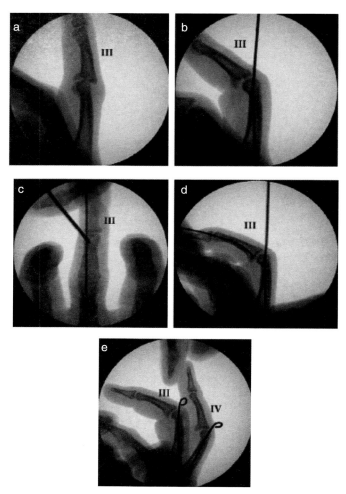

图 4.2　侧位透视(a)显示中指 PIP 关节背侧骨折与脱位。放置背侧阻挡穿针后(b),关节中心复位,但是骨折块仍移位。在中节指骨远端皮质经皮钻一个 2.0mm 的孔(c),将一根预先折弯的 1.0mm 克氏针通过孔道,经中指髓腔,抵住关节内骨折块(d)。最终透视显示,去除髓内克氏针后,中指关节平整复位,环指也照上述方法治疗后复位(e)。(With permission from E Waris and V Alanen. Percutaneous, intrameduldlary fracture reduction and extension block pinning for dorsal proximal interphadlangeal fracture-dislocations. J Hand Surg 2010;35A:2046–2052)

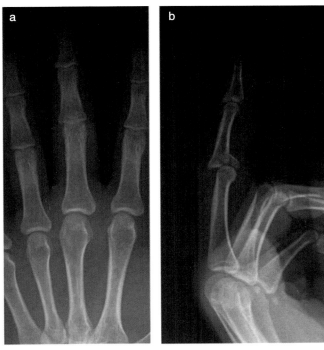

图 4.3　术前的后前位(a)和侧位(b)X 线片显示 PIP 关节背侧骨折与脱位, 累及 40%~50%的关节面, 关节明显背侧脱位。(图片经 RJ Strauch 许可)

　　文中报道了一位用 CRDBPPR 技术治疗的典型患者, 术者为一位资深作者。患者, 男性, 29 岁, 踢足球时损伤右手中指。术前 X 线片示：PIP 关节背侧骨折与脱位, 掌侧骨折块累及大约 45%的关节面(图 4.3a, b)。术者试图在手术室试行闭合复位, 但术中透视发现持续半脱位。术中将其他未损伤手指向手掌屈曲, 纱布缠绕, 仅留损伤手指自由活动 (图 4.4a)。将透视机放置在术野水平位, 以便放置克氏针和观察位置。用大巾钳, 一端放置在中节指骨背侧中线处, 一端透过屈肌腱中线夹于掌侧骨折块(图 4.4b)。轻柔地钳夹骨折块帮助复位, 过程中让患者手心朝上, 这样就可轻易地获得纯侧位片。一旦透视下复位成功, 从巾钳掌侧脚两侧, 用手放置一根 0.028 英寸克氏针至关节面远端(图 4.4c)。这根克氏针穿

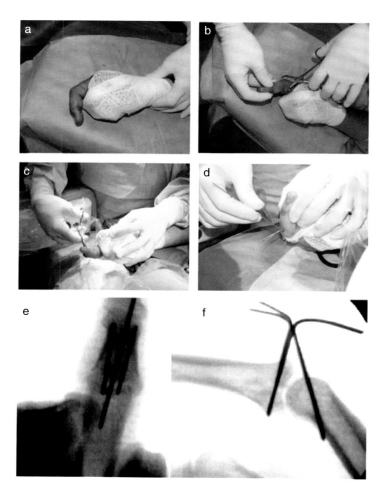

图 4.4　经皮闭合复位时手部放置在 C 臂的位置，将未累及的手指用纱布缠住，以便获得更好的侧位透视像(a)。用大巾钳，一端放置在中节指骨背侧中线处，一端透过屈肌腱中线夹于掌侧骨折块，轻柔地钳夹帮助复位(b)。透视下复位成功，从巾钳掌侧脚两侧，分别用手放置一根 0.028 英寸克氏针至关节面远端(c)。为了维持 PIP 关节术后复位稳定，放置一根 0.035 英寸克氏针作为阻挡针，沿中节指骨基底背侧缘置入，穿入近节指骨头(d)。关节复位，经皮克氏针骨折固定，背侧阻挡克氏针置入后，术中后前位(e)和侧位(f)透视像。(图片经 RJ Sirauch 许可)

过 PIP 关节区域的屈肌腱,如果巾钳钳夹的位置在正中线上,那么就没有损伤血管神经束的风险,然后人工放置这枚克氏针,用电钻穿过中节指骨背侧皮质,穿出皮肤,再用电钻将此克氏针从背面逐渐撤出,直到克氏针掌侧位置在掌侧骨折块水平。为了维持 PIP 关节术后复位稳定,放置一根 0.035 英寸克氏针作为阻挡针,沿中节指骨基底背侧缘置入,穿入近节指骨头(图 4.4d)。将克氏针弯成 90°,防止其缩至皮下,再次透视下确认关节复位(图 4.4e,f)。将受累指和相邻指并拢,从前臂远端到指尖,分别在掌背侧放置夹板,其中 DIP 关节背侧不放置。

　　患者术后 10~14 天首次复查,一直夹板固定,佩戴夹板期间,允许 DIP 关节活动,不允许 PIP 关节活动。用乙醇消毒针眼处,并重新放置新的夹板。术后 4 周,X 线片确认关节复位稳定,去除克氏针(图 4.5a,b)。用 1% 利多卡因和 0.25% 丁哌卡因行指根麻醉, 主动和用力拉伸挛缩屈肌腱,拉开屈肌腱粘连部分。将 PIP 关节置于一个稳定位置,一手拇指轻轻抵住中节指骨基底背部, 被动活动 DIP 关节至完全伸直或是过伸位置,此时可感觉到肌腱一些粘连部分被拉开。嘱患者所有手指最大程度用力握拳,这时可触及剩余的粘连部分也被拉开。通常,几分钟后,PIP 关节可屈曲到 90°,DIP 关节由于僵硬不能完全屈曲。在患者中节指骨背侧放置泡沫衬垫铝合金夹板, 背伸阻挡, 阻止 PIP 关节在背伸 20° 位置继续活动。在此背侧阻挡夹板活动范围内,嘱患者全程主动屈曲和伸直锻炼,开始手部康复。一周后,复查 X 线片确认关节复位稳定。术后 6~8 周,X 线片复查示复位稳定,骨折愈合后,去除夹板,自由活动手指(图 4.5c,d)。

　　大多数报道的 PIP 关节骨折与脱位病例没有提及伤指的 DIP 关节活动度。尽管直接损伤 PIP 关节(DIP 关节不累及),在治疗期间 DIP 关节僵硬却很常见,而这种 DIP 关节僵硬很可能是永久性的[7]。DIP 关节僵硬可能是由于手指水肿、侧副韧带和关节囊挛缩、伸肌腱粘连或是缺乏针对 PIP 关节的康复。不管是何种原因,患者在良好的 PIP 关节活动基础上(0°~95°),如果 DIP 关节屈曲仅有 10°,将会导致握拳不紧,握拳时指尖保持伸直,患者仍会感到不满意。因此,在恢复期间,不仅要关注 PIP 关节活动的恢复,也要关注 DIP 关节活动的恢复。

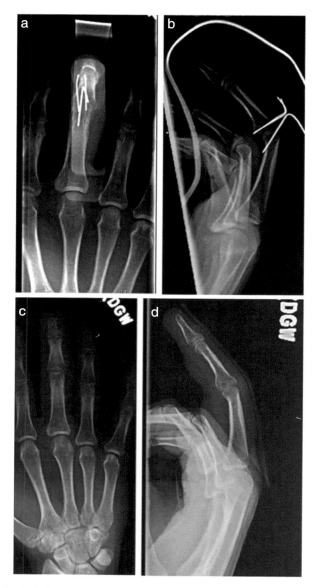

图 4.5　术后 4 周拔针前,后前位(a)和侧位(b)X 线片。术后 6 周,后前位(c)和侧位(d) X 线片显示复位稳定,骨折逐渐愈合。(图片经 RJ Strauch 许可)

PIP 关节掌侧骨折与脱位

掌侧骨折与脱位是一种非常少见的损伤类型。其损伤机制为中节指骨基底受到轴向和向掌侧方向的外力[22]。Rosenstadt 等报道了 13 例 PIP 关节掌侧骨折与脱位的患者,其中 9 例为急性损伤,4 例为慢性损伤(损伤后治疗超过 1 个月)[23]。作者报道复位关节脱位或半脱位,但不固定骨折,足以使累及的中节指骨背侧基底骨折块保持复位(图 4.6a,b)。在 9 例急性损伤患者中,7 例使用 CRPP 治疗 (图 4.7a,b),2 例使用 ORIF;所有的慢性损伤都使用切开复位、软组织重建。术后随访时间平均为 55 个月,急性损伤患者 PIP 关节平均活动度为 91°,慢性损伤患者 PIP 关节活动度为 71°,13 例患者中 8 例无疼痛。常见的 X 线片异常包括中节指骨基底后前位高度增加、关节不平整、半脱位,这些影像学异常与患者的临床表现不相关。并发症包括:1 例患者复位失败, 逐渐出现鹅颈畸形,13 例患者中有 5 例患者 DIP 关节活动度平均受限为 25°。

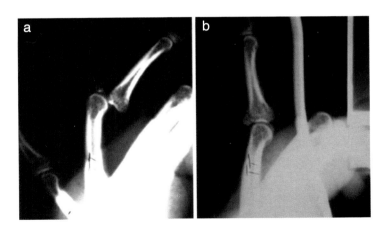

图 4.6　复位前侧位(a)X 线片显示 PIP 关节掌侧骨折与脱位。复位后 X 线片(b)显示 PIP 关节整复后,骨折块复位。(With permission from RP Calfee and TG Sommerkamp. Fracture-dislocation about the finger joints. J Hand Surg 2009;34A:1140–1147)

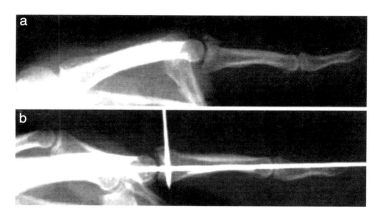

图 4.7   侧位 X 线片(a)显示掌侧骨折与脱位合并背侧粉碎性骨折。闭合复位,经关节穿针后侧位像(b)。(With permission from BE Rosenstadt, et al. Palmar fracture dislocation of the proximal interphalangeal joint. J Hand Surg 1998;23A:811-820)

结论

对于 PIP 关节背侧骨折与脱位,何种手术方式能获得最优结果尚不清楚[7-9],并且没有前瞻性随机对照实验比较不同治疗方法的数据。

对于不稳定损伤,背侧阻挡穿针或经关节穿针相对背侧阻挡夹板来说,能更好地控制骨折背侧脱位或半脱位的发生趋势,长期随访效果满意。虽然关节中心复位相对关节面解剖复位更重要[7-8],但是包括背侧阻挡穿针和经关节穿针技术在内,多种闭合复位经皮穿针技术对于复位掌侧骨折块特别有用[7,8]。保持 DIP 关节的功能活动也非常重要。

(李峰   刘波   译)

参考文献

1. Ng CY, Oliver CW. Fractures of the proximal interphalangeal joints of the fingers. J Bone Joint Surg Br. 2009;91-B:705-12.

2. O'Rourke SK, Gauer S, Barton NJ. Long-term outcome of articular fractures of the phalanges: an eleven year follow-up. J Hand Surg Br. 1989;14:183-93.

3. McElfresh EC, Dobyns JH, O'Brien ET. Management of fracture-dislocation of the proximal interphalangeal joints by extension-block splinting. J Bone Joint Surg Am. 1972;54-A:1705-11.

4. Strong ML. A new method of extension-block splinting for the proximal interphalangeal joint: preliminary report. J Hand Surg Am. 1980;5:606-7.

5. Williams CS. Proximal interphalangeal joint fracture dislocations: stable and unstable. Hand Clin. 2012;28:409-16.

6. Kiefhaber TR, Stern PJ. Fracture dislocations of the proximal interphalangeal joint. J Hand Surg Am. 1998;23A:368-80.

7. Deitch MA, Kiefhaber TR, Comisar BR, Stern PJ. Dorsal fracture dislocation of the proximal interphalangeal joint: surgical complications and long-term results. J Hand Surg Am. 1999;24:914-23.

8. Aladin A, Davis TRC. Dorsal fracture-dislocation of the proximal interphalangeal joint: a comparative study of percutaneous Kirschner wire fixation versus open reduction and internal fixation. J Hand Surg Br. 2005;30B:120-8.

9. Barksfield RC, Bowden B, Chojnowski AJ. Hemihamate arthroplasty versus transarticular Kirschner wire fixation for unstable dorsal fracture-dislocation of the proximal interphalangeal joint in the hand. Hand Surg.2015;20:115-9.

10. Bunnell S. Surgery of the hand. 3rd ed. Philadelphia, PA: JB Lippincott;1956.

11. Boyes JH. Bunnell's surgery of the hand. 4th ed. Philadelphia, PA: JB Lippincott; 1964. p. 650-7.

12. Spray P. Finger fracture-dislocation proximal at the interphalangeal joint. J Tenn Med Assoc. 1966;59:765-6.

13. Milford L. The hand. In: Campbell's operative orthopaedics. 5th ed. St Louis, MO: CV Mosby; 1971. p. 199-200.

14. Barton NJ. Fractures of the hand. J Bone Joint Surg Br. 1984;66-B:159-67.

15. Newington DP, Davis TRC, Barton NJ. The treatment of dorsal fracture-dislocation of

the proximal interphalangeal joint by closed reduction and Kirschner wire fixation: a 16-year follow up. J Hand Surg Br. 2001;26–B(6):537–40.

16. de Haseth KB, Neuhaus V, Mudgal CS. Dorsal fracture-dislocations of the proximal interphalangeal joint: evaluation of closed reduction and percutaneous Kirschner wire pinning. Hand (N Y). 2015;10:88–93.

17. Sugawa I, Otani K, Kobayashi A. Treatment of fracture dislocation PIP-joint by Kirschner wire extension block method. Cent Jpn J Orthop Traumat. 1979;22:1409–12.

18. Viegas SF. Extension block pinning for proximal interphalangeal joint fracture dislocations: preliminary report of a new technique. J Hand Surg Am. 1992;17A:896–901.

19. Twyman RS, David HG. The doorstop procedure. J Hand Surg Br. 1993;18B:714–5.

20. Inoue G, Tamura Y.Treatment of fracture-dislocation of the proximal interphalangeal joint using extension-block Kirschner wire. Ann Chir Main Mem Super. 1991;10:564–8.

21. Lahav A, Teplitz GA, McCormack Jr RR. Percutaneous reduction and Kirschner-wire fixation of impacted intra-articular fractures and volar lip fractures of the proximal interphalangeal joint. Am J Orthop. 2005;34:62–5.

22. Waris E, Alanen A. Percutaneous, intramedullary fracture reduction and extension block pinning for dorsal proximal interphalangeal fracture-dislocations. J Hand Surg Am. 2010;35A:2046–52.

23. Vitale MA, White NJ, Strauch RJ. A percutaneous technique to treat unstable dorsal fracture-dislocation of the proximal interphalangeal joint. J Hand Surg Am. 2011;36A:1453–9.

24. Calfee RP, Sommerkamp MD. Fracture-dislocations about the finger joints. J Hand Surg Am. 2009;34A:1140–7.

25. Rosenstadt BE, Glickel SZ, Lane LB, Kaplan SJ. Palmar fracture dislocation of the proximal interphalangeal joint. J Hand Surg Am. 1998;23A:81 1–20.

第 5 章 近指间关节背侧骨折与脱位的外固定

Stephanie Sweet，Lawrence E. Weiss

摘　要：治疗近指间(PIP)关节背侧骨折与脱位很有挑战性。动态外固定器是使其达到稳定的中心复位并允许早期主动活动的一种理想方法，尤其适用于背侧骨折与脱位、Pilon 骨折和复杂的中节指骨骨折。该方法可作为开放或经皮固定的辅助治疗。动态外固定器的禁忌证包括慢性损伤，如某些 P1(近节指骨)或 P2(中节指骨)头部/颈部骨折、皮肤缺损和既存的严重关节炎。动态线形牵引如橡皮筋牵引(Suzuki)和非橡皮筋牵引(push traction)及反向非橡皮筋牵引均有阐述。作者在本章介绍了牵引/外固定的技巧和应用。

关键词：PIP 关节骨折与脱位　橡皮筋牵引　非橡皮筋牵引　PIP 关节外固定　动态牵引　PIP 关节 Pilon 骨折

PIP 关节损伤的治疗要点

- 韧带整复术应用动态外固定器。
- 治疗的目标是达到稳定的中心复位。
- 任何类型的治疗都应允许早期关节活动。
- 允许非解剖复位。
- 关节炎经射线治疗后症状可能会消失。

应用外固定器的适应证

- 背侧骨折与脱位。
- 中节指骨基底部的 Pilon 骨折。

- 复杂的中节指骨干/基底部粉碎性骨折。
- 其他开放或经皮治疗的辅助治疗。

线形动态固定 PIP 的禁忌证

- 慢性损伤。
- 近节指骨或中节指骨多段损伤累及指骨头。
- 既存的严重关节炎。
- 同时需要重建缺损的软组织。

病例展示

患者,男性,29 岁,右利手,右手环指受到持续的轴向负荷。体格检查时发现 PIP 关节肿胀疼痛,关节活动度为 20°~40°。其屈肌腱完整,神经血管束正常。X 线片显示 PIP 关节背侧不稳定骨折与脱位(见下图)。

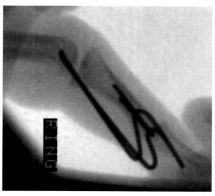 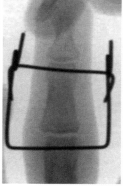

　　非橡皮筋牵引使患者 PIP 关节中心复位,早期在关节活动度内活动能促进恢复。

动态线形橡皮筋牵引

- 被 Suzuki 推广(随后由 Slade 推广)。
- 用橡皮筋牵引系统牵开中节指骨。
- 在近节指骨头和中节指骨头中心及中节指骨基底部中心置入克氏针。
- 中节指骨的阻挡针允许 PIP 关节的掌侧活动。
- 优点:与开放性治疗相比,疗效更佳,且费用更低。
- 缺点:体积大、橡皮筋可能断裂、针道的问题以及学习曲线。

非橡皮筋牵引

- 被 Gaul 推广。
- 通过钢丝张力牵开中节指骨。
- 仅从近节指骨头和中节指骨头中心置入克氏针。
- 没有阻挡针(仅直线牵引),所以无掌侧方面转移力。
- 优点:价格实惠,无橡皮筋的断裂,预后与橡皮筋牵引类似。
- 缺点:无阻挡针、针道的问题。

Suzuki 橡皮筋牵引

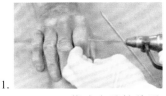

1.　　　0.045 英寸克氏针从近节指骨头中心置入。

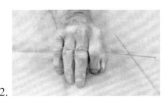

2.　　　克氏针向前横穿近节指骨头中心。

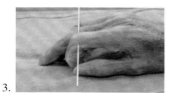

3.

　　侧面进针图。

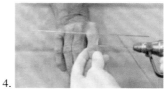

4.

　　0.045 英寸克氏针从中节指骨头中心置入。

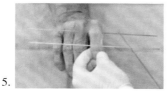

5.

　　克氏针向前横穿中节指骨头中心。

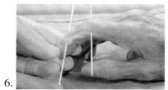

6.

　　侧面进针图。

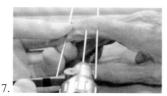

7.

　　0.045 英寸克氏针从中节指骨基底部中心置入。

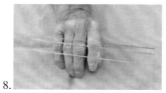

8.

　　3 个进针位置的正面图。

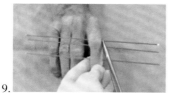

9.

　　持针器贴近皮肤夹住近端的克氏针。

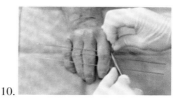

10.

　　将针折弯 90°。

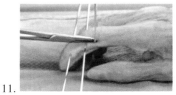

11.
　　折弯的近节指骨克氏针侧面图。

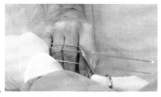

12.
　　同样方法处理对侧。

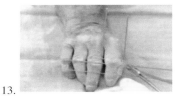

13.
　　针折弯后的结构图。

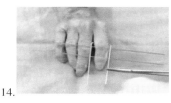

14.
　　持针器夹住克氏针远于指尖 1cm 的位置。

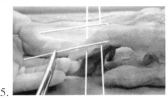

15.
　　夹住克氏针远端的侧面图。

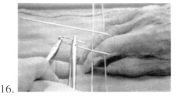

16.
　　用持针器夹住针尖向近端弯曲。

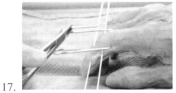

17.
　　夹住向背侧弯曲的克氏针远端 1cm 处。

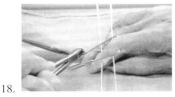

18.
　　用持针器夹住针尖向远端折弯。

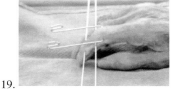

19.　剪断多余的克氏针后的远角。

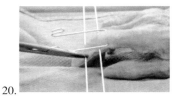

20.　持针器贴近皮肤夹住远端的克氏针。

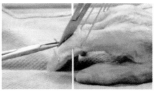

21.　克氏针向远端弯曲并折成钩。

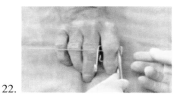

22.　将中节指骨近端的克氏针折弯并勾住近节指骨的克氏针。

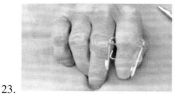

23.　中节指骨近端的克氏针折弯后的结构图。

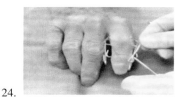

24.　用橡皮筋连接远角和中节指骨克氏针钩。

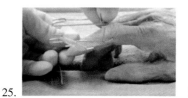

25.　橡皮筋牵引装置的侧面图。

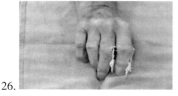

26.　橡皮筋牵引的最终结构图。

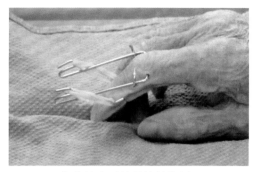

橡皮筋牵引的最终结构图。

非橡皮筋牵引

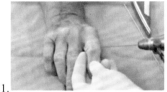

1. 　0.045 英寸克氏针从近节指骨头中心置入。

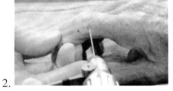

2. 　近节指骨侧面进针图。

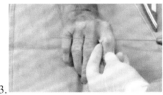

3. 　克氏针向前横穿近节指骨头中心。

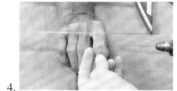

4. 　0.045 英寸克氏针从中节指骨头中心置入。

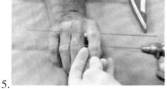

5. 　克氏针向前横穿中节指骨头中心。

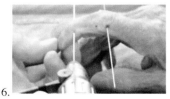

6. 　侧面进针图。

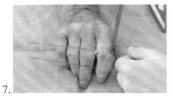

7.

持 针 器 贴 近 皮 肤 夹 住 近 端 的 克 氏 针 。

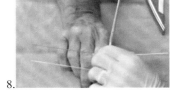

8.

将 针 折 弯 至 90°。

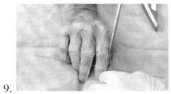

9.

针 折 弯 后 结 构 图 。

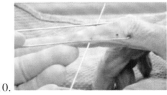

10.

近 节 指 骨 克 氏 针 折 弯 后 侧 面 图 。

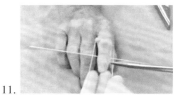

11.

用 持 针 器 夹 住 中 节 指 骨 克 氏 针 远 端 1cm 处 。

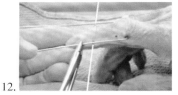

12.

夹 住 近 节 指 骨 远 端 克 氏 针 的 侧 面 图 。

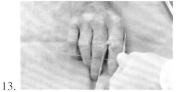

13.

用 持 针 器 把 针 尖 向 近 端 折 弯 。

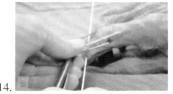

14.

近 节 指 骨 克 氏 针 折 弯 后 侧 面 图 。

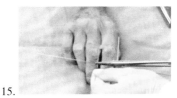

15.　同样方法处理对侧克氏针。

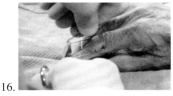

16.　对侧折弯后侧面图。

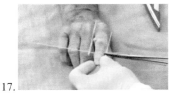

17.　夹住背弯的中节指骨克氏针远端 1~2mm 处。

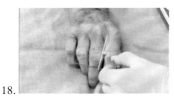

18.　用持针器夹住针尖向远端弯曲。

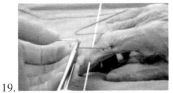

19.　背侧远端弯曲的克氏针侧面图。

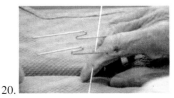

20.　远角侧面图。

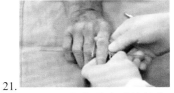

21.　用近节指骨克氏针钩住中节指骨克氏针。

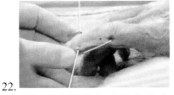

22.　近节指骨克氏针钩住中节指骨克氏针侧面图。

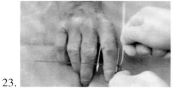

23.

　　贴近皮肤夹住中节指骨克氏针,绕着近节指骨克氏针角弯曲。

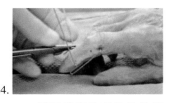

24.

　　绕近节指骨克氏针角折弯中节指骨克氏针的侧面图。

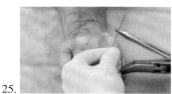

25.

　　剪断多余的中节指骨克氏针。

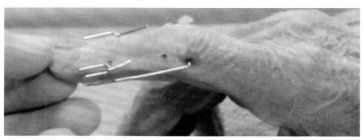

非橡皮筋牵引最终结构图。

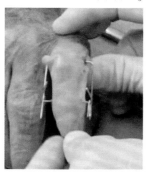

非橡皮筋牵引最终结构图。

反向非橡皮筋牵引

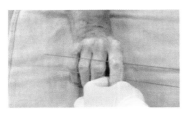

0.045 英寸克氏针用同样的方法从近节指骨头和中节指骨头置入。

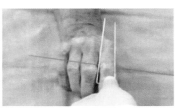

中节指骨克氏针向近端折弯，取代近节指骨克氏针向远端折弯。

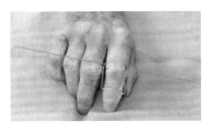

中节指骨克氏针钩住近节指骨克氏针。

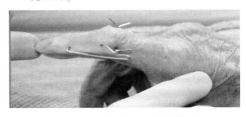

反向非橡皮筋牵引最终结构图。

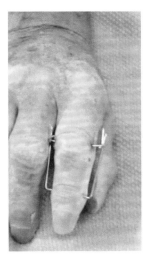

反向非橡皮筋牵引最终结构图。

PIP 外固定器应用的精要

- 先置入一根克氏针,然后用 C 臂机检查,以避免穿透(和损伤)远侧皮质。这可以在 X 线前后位视图下进行微调。
- 如果最开始克氏针没有完全置入近/中节指骨头中心,留下克氏针(剪短),并将其位置作为第 2 次尝试的参考。
- 指骨的中轴比你认为的解剖结构更靠近背侧。
- PIP 水平弯曲处近节指骨克氏针向近端过度弯曲,使其与手指的纵轴平行(给出更好的牵引矢量)
- 当针不需要很长时,C 线可以代替非橡皮筋牵引中的克氏针。在橡皮筋牵引中,克氏针是必需的(至少是近节指骨克氏针)。
- 用胶布覆盖断针尖锐的边缘。

术后管理

手术几天后,患者即在外科医生和手康复治疗师的监督指导下开始手部功能锻炼。嘱咐患者不要让克氏针弯曲或橡皮筋脱落断裂,并注意针道问题。患者可以在固定器允许的范围内移动,并鼓励患者在关节活动度内锻炼。术后固定 3~6 周。通常将橡皮筋设计得容易拆除,获取手指屈曲和伸直状态下的透视图,以确保关节仍中心复位。如果是这样的话,可以拆除固定器。继续督促患者进行康复锻炼以恢复活动。

(高扬　盛伟　译)

推荐阅读

1. Inanami H, Ninomiya S, Okutsu I, Tarui T. Dynamic external finger fixator for fracture dislocation of the proximal interphalangeal joint. J Hand Surg Am. 1993;18A:160.
2. Suzuki Y, Matsunaga T, Sato S, Yokoi T. The pins and rubber traction system for treatment of comminuted intra-articular fractures and fracture dislocations in the hand. J

Hand Surg Br. 1994;19B:98−107.

3. DeSoras X, DeMourgues P, Guinard D, Moutet F. Pins and rubbers traction system. J Hand Surg Br. 1997;22B:730−5.

4. Bain GI, Mehta JA, Heptinstall RJ, Bria M. Dynamic external fixation for injuries of the proximal interphalangeal joint. J Bone Joint Surg Br. 1998; 80:1014−9.

5. Gaul Jr JS, Rosenberg SN. Fracture-dislocation of the middle phalanx at the proximal interphalangeal joint: repair with a simple intradigital traction-fixation device. Am J Orthop. 1998;27:682−8.

6. DeSmet L, Fabry G. Treatment of fracture-dislocations of the proximal interphalangeal joint with the "pins & rubbers" traction system. Acta Ortho Belgica. 1998;64:229−32.

7. Hynes MC, Giddins GE. Dynamic external fixation for pilon fractures of the interphalangeal joints. J Hand Surg Br. 2001;26B:122.

8. Syed AA, Agarwal M, Boome R. Dynamic external fixator for pilon fractures of the proximal interphalangeal joints: a simple fixator for a complex fracture. J Hand Surg Br. 2003;28B:137−41.

9. Johnson D, Tiernan E, Richards AM, Cole RP. Dynamic external fixation for complex intra-articular phalangeal fractures. J Hand Surg Br. 2004;29B:76−81.

10. Deshmukh SC, Kumar D, Mathur K, Thomas B. Complex fracture-dislocation of the proximal interphalangeal joint of the hand. Results of a modified pins and rubbers traction system. J Bone Joint Surg. 2004; 86B:406−12.

11. Badia A, Riano F, Ravikoff J, Khouri R, Orbay JL, Gonzalez-Hernandez E. Dynamic intradigital external fixation for proximal interphalangeal joint fracture dislocations. J Hand Surg Am. 2005;30A:154−60.

12. Ellis SJ, Cheng R, Prokopis P, Chetboun A, Wolfe SW, Athanasian EA, Weiland AJ. Treatment of proximal interphalangeal dorsal fracture-dislocation injuries with dynamic external fixation: a pins and rubber band system. J Hand Surg Am. 2007;32A:1242−50.

13. Ruland RT, Hogan CJ, Cannon DL, Slade JF. Use of dynamic distraction external fixation for unstable fracture-dislocations of the proximal interphalangeal joint. J Hand Surg Am. 2008;33A:19−25.

第6章 使用力偶装置治疗近指间关节骨折与脱位

Maureen O'Shaughnessy,Marco Rizzo

摘　要:成功处理近指间(PIP)关节骨折与脱位是非常困难的。通过使用力偶装置常可成功治疗伴关节不稳定但背侧柱完整的患者。此装置可经皮操作,并且在保持关节良好对合的同时,允许早期活动度锻炼。本章展示了 1 例使用力偶装置治疗的病例。

关键词:PIP 关节　骨折与脱位　力偶装置

病例展示

患者,男性,51 岁,右利手,手工劳动作业者,出现右手环指 PIP 关节的疼痛、畸形和肿胀。患者自诉平地摔伤,右手环指伸直位触地,手指受到轴向负荷。

体格检查

体格检查显示皮肤完好,PIP 关节无活动。手指可见明显肿胀。因诱发明显疼痛,应力试验受限。神经血管检查显示,尺桡神经支配区均有 5mm 两点辨别觉,与其余手指类似。毛细血管充盈时间小于 2 秒,与其余手指类似。

诊断性检查与诊断

前后位、斜位和侧位片(图 6.1)显示环指中节指骨粉碎性骨折伴PIP

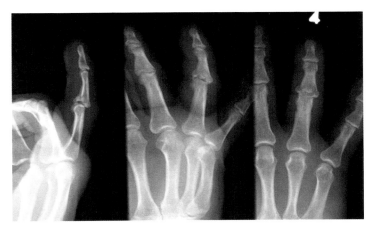

图 6.1　患者,男性,51 岁,右手环指后前位、斜位和侧位片显示 PIP 关节背侧骨折与脱位。注意中节指骨背侧皮质完好。

关节不全脱位。值得注意的是,近节指骨背侧基底部仍然完好。后前位的整体排列良好。诊断为右手环指 PIP 骨折与脱位。

治疗方案

　　成功治疗此损伤的关键是维持关节的对合关系。手术和非手术治疗都可用于 PIP 关节骨折与脱位。非手术治疗措施包括背侧阻挡夹板。手术治疗包括背侧阻挡穿针、PIP 关节复位穿针、切开复位内固定、静态外固定和动态外固定。

治疗选择

　　因为此骨折为粉碎性骨折, 且累及相当大一部分中节指骨基底,闭合复位夹板固定无法保持关节的良好对合。因而,背侧阻挡夹板不是可选方案。由于骨折广泛粉碎,切开复位内固定也难以成功。合适的手术方案应提供动态外固定装置或力偶装置,以便在允许活动的同时保持关节的良好对合(图 6.2)。静态穿针或外固定器能够恢复力线,可作为额外的手术备选方案,但与动态装置相比,此类治疗更容易导致关节僵硬。因为

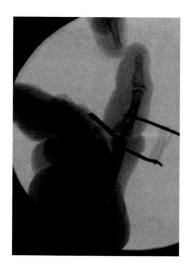

图 6.2 力偶装置置入后的侧位透视图。

此患者中节指骨背侧皮质完好,力偶装置是可选方案。若无完好的背侧皮质,则需选择其他技术。

临床治疗与结果

患者接受了力偶装置(见"精要与缺陷")安置术。图 6.3 展示了该操作的步骤与图解。简言之,一根 0.045 英寸或 0.054 英寸的克氏针平行PIP 关节穿过近节指骨头的旋转中心(K1)。第 2 根 0.045 英寸或 0.054 英寸克氏针(K2)平行 PIP 关节穿过中节指骨近端;此针贴手指中线背侧穿过(K2)。一根 0.062 英寸螺纹克氏针自背侧至掌侧穿入中节指骨的近端半、横行克氏针(K2)的远端。K2 两臂折弯 90°,每臂保留约持针器宽度,以留出手指肿胀的空间;K2 两臂折弯至 K1 近端、掌侧。K2 两臂自 K1 近端 5~10mm 行第 2 个折弯;两臂向上方折弯 90°,并在指背侧折弯形成"钩"状。K1 两臂向下折弯 90°。橡胶带置于 K2 的钩中并环绕垂直方向的螺纹克氏针,形成力偶装置。图 6.4 示出最终结构和外观。

短期制动后,患者术后第 4 天开始活动度锻炼。建议患者避免沾湿

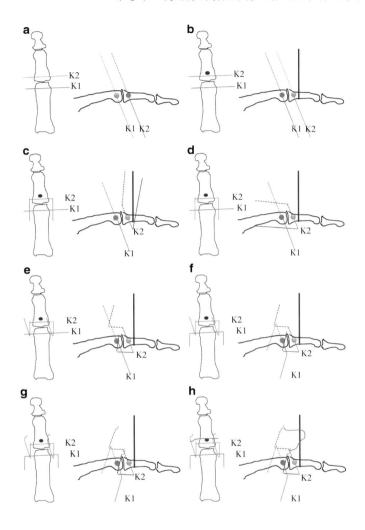

图 6.3 (a)2 根冠状位放置的 0.045 英寸克氏针垂直于指骨的长轴置入;一根穿过近节指骨头的旋转中心,另一根位于中节指骨的近端。(b)矢状平面于中节指骨自背侧至掌侧置入 0.062 英寸克氏针。(c–e)折弯中节指骨冠状平面的克氏针,使其跨过近节指骨的克氏针。(f)向掌侧折弯近节指骨的克氏针以保护和稳定中节指骨的克氏针。(g)中节指骨的克氏针尾端折弯成手杖状,(h)以稳定围绕矢状位的 0.062 英寸克氏针尾端的橡胶带。

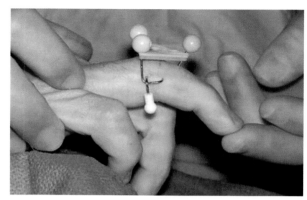

图 6.4　患者力偶装置完成后的示例图。

或污染手指,并进行克氏针护理指导。随后带装置进行渐进性活动度锻炼。术后 7 周去除力偶装置。最终影像显示骨折愈合,关节对合良好(图 6.5a,b)。术后 6 个月,掌指关节屈伸弧活动度 0°~95°,PIP 关节 10°~90°,DIP 关节 0°~30°。克氏针孔愈合顺利,患者未诉麻木或刺痛感。患侧手握力为40kg(对侧的 83%)。

临床精要与缺陷

精要

- 0.045 英寸或 0.054 英寸克氏针是近节指骨和近端中节指骨穿针的最佳选择。
- 中节指骨背侧穿针建议采用 0.062 英寸或 0.054 英寸的螺纹克氏针。
- 近节指骨穿针穿过旋转中心非常重要。
- 将中节指骨近端穿针置于偏指背侧可帮助确保足够的关节复位并维持复位。
- 为确认恰当的复位、穿针置入和长度,透视是必需的。
- 折弯冠状面穿针时, 使其尽量贴近皮肤 (大约留大号持针器宽

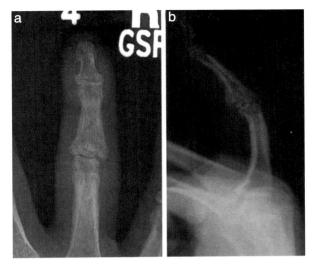

图 6.5　装置去除后的后前位(a)和侧位(b)X 线显示骨折愈合,关节对合良好。

度),可减小对邻近手指的刺激。

　　● 固定物至少留置 6 周较为合适。在取下穿针前,医生可松开橡胶带并行透视评估,以确保关节全活动范围内对合良好。

　　● 鼓励恢复期早期 DIP 关节活动,以尽可能恢复此关节活动。

缺陷

　　● 该技术需中节指骨背侧皮质完好。

　　● 康复过程中,装置橡胶带张力过大会限制手指屈曲。

　　● 橡胶带张力过大的另一潜在副作用是导致 PIP 关节过伸。可经透视证实,并尽早调整张力以修正此问题。

　　● 密切随访并保证穿针区域无感染是非常重要的。未精确置入的穿针可导致骨内活动,伴随而来的皮肤相对运动可使穿针区皮肤更易感染。

　　● 另外,若患者复位丢失但继续尝试康复锻炼时,未能密切进行影像学监测可能导致更多问题。

文献综述与讨论

PIP 关节骨折与脱位可导致明显的功能障碍。尽早诊断与治疗,以期获得理想的预后。因为 PIP 关节的骨性约束是重要的稳定机制,骨折与脱位治疗的理想程度高度依赖骨损伤的范围和骨折部位。向背侧骨折与脱位是最常见的骨折类型。Tyser 等进行了一项尸体研究,对于近端中节指骨累及关节面的骨折,逐渐增加掌侧骨块的大小,评估 PIP 关节稳定性[1]。结果表明,累及 20% 及更少关节面的骨折均稳定。累及 40% 的关节面的样本中,28% 的关节不稳定。累及 60% 和 80% 的关节面的骨折样本均不稳定。

此结果与我们的临床经验相符。McElfresh 等评估了背侧阻挡夹板治疗 PIP 关节骨折与脱位的预后[2]。作者指出,累及 10%~30% 的关节面的骨折总体稳定,而累及 30%~50% 的关节面的更适合进行此治疗,累及超过 50% 的通过背侧阻挡夹板治疗难以成功。一般而言,大部分描述夹板治疗方法为,初始固定于能维持关节对合的尽量背伸角度为 25°~45°,此后每周向后旋转 10° 左右。

背侧阻挡穿针是一种类似背侧阻挡夹板的闭合治疗方法。使用克氏针限制 PIP 关节背伸并在愈合过程中维持关节对合。在维持复位方面,此法较夹板而言更为可靠。然而,缺点是无法随时间调整角度。Maalla 等评估了 22 例使用此方法治疗的患者[3]。平均 2.5 年随访后,结果显示活动度平均为 85°,82% 的患者效果良好。

Stern 等发表了一项研究,详细解释了处理此类损伤的复杂性[4]。作者通过 2 年随访,对比了 20 例 PIP 关节 Pilon 骨折的 3 种治疗方式:夹板、切开复位和骨牵引。作者认为,静态夹板效果不满意,切开复位应谨慎实施且可能导致严重并发症。骨牵引更安全,且能提供与切开复位相似的影像学结果。

Robertson 等介绍的最早的骨牵引和外固定器是静态的[5]。早期是静态的,随时间的发展,我们已经研发出能够活动时维持关节对合的动态外固定器。Agee 介绍了力偶装置,他是最早发表基本原理与实践经验者之一[6]。与此前 Schenk 发表的庞大且置入维护困难的 banjo 框架相比,具有优势[7]。然而,要使力偶装置取得良好效果,要求中节指骨的背侧柱完好。因为维持复位的机制本质上主要依赖作用于关节的向掌侧的力矩,而不是牵引,伴中节指骨背侧皮质中断的患者(如 Pilon 骨折)在使用力偶装置时,更易丢失复位、过伸或关节背侧塌陷。

对于 Pilon 骨折和涉及中节指骨背掌侧双柱的骨折与脱位,很多其他动态外固定方法可达到总体相似的效果[8-14]。这些技术依赖轴向牵引力来维持关节对合良好,因而并不依赖完整的中节指骨背侧皮质。适应证也包括关节背侧柱完好的患者。最常用的方法之一是由 Suzuki 等描述的[13]。它包括 3 根置于手指冠状面的克氏针:一根在近节指骨结节中心,另一根在中节指骨近端(骨折线以远),最后一根在中节指骨的远端。近端和远端克氏针间使用橡胶带牵引,中间的克氏针用于稳定此结构。作者报道 7 例使用此方法治疗结果良好,PIP 关节对合良好,PIP 活动度为80°。此外,作者提到 DIP 关节活动度为 0°~40°。Rutland 等的经验显示结果类似。34 例患者接受治疗,多为背侧骨折与脱位,6 例为 Pilon 骨折,3例为慢性骨折(平均6周)。整体预后非常好,16 个月随访终末活动度为88°。平均 DIP 关节活动度为60°。8 例针道感染,均使用抗生素治愈。他们的理论是,此方法对于急性和慢性 PIP 关节骨折与脱位均效果良好。

罗盘铰链(compass hingec)也用于 PIP 关节骨折与脱位。Krakauer 和Stern 报道了 20 例使用此种方法治疗的患者。患者被分为 4 周内治疗组(组 1)和 4 周以后治疗组(组 2)。结果显示,虽然两组活动度和整体疼痛程度均良好,但早期接受治疗组预后更好[11]。

结论

PIP 关于背侧骨折与脱位较难处理。关节稳定性与中节指骨掌侧关节面的碎裂范围密切相关。要获得理想预后需维持关节对合良好。骨折经常粉碎严重,难以进行切开复位内固定。当闭合治疗难以成功维持关节对合时,可考虑使用动态外固定器。力偶装置是一种在允许关节活动的同时能够维持关节对合的巧妙方法。关节背侧柱完整的患者可获得理想的结果。对于背侧柱不完整、慢性的或可能无法耐受外固定器的患者,术者应考虑其他方法。

(赵经纬　刘波　译)

参考文献

1. Tyser AR, Tsai MA, Parks BG, et al. Stability of acute dorsal fracture dislocations of the proximal interphalangeal joint: a biomechanical study. J Hand Surg Am. 2014;39(1):13–8.

2. McElfresh EC, Dobyns JH, O'Brien ET. Management of fracture-dislocation of the proximal interphalangeal joints by extension-block splinting. J Bone Joint Surg Am. 1972;54(8):1705–11.

3. Maalla R, Youssef M, Ben Jdidia G, et al. Extension-block pinning for fracture-dislocation of the proximal interphalangeal joint. Orthop Traumatol Surg Res. 2012;98(5):559–63.

4. Stern PJ, Roman RJ, Kiefhaber TR, et al. Pilon fractures of the proximal interphalangeal joint. J Hand Surg Am. 1991;16(5):844–50.

5. Robertson RC, Cawley Jr JJ, Faris AM. Treatment of fracture-dislocation of the interphalangeal joints of the hand. J Bone Joint Surg Am. 1946;28: 68–70.

6. Agee JM. Unstable fracture dislocations of the proximal interphalangeal joint treatment with the force couple splint. Clinical Orthopaedics and Related Research 1987; (214):101–12.

7. Schenck RR. Dynamic traction and early passive movement for fractures of the proximal interphalangeal joint. J Hand Surg Am. 1986;11(6):850–8.

8. Badia A, Riano F, Ravikoff J, et al. Dynamic interdigital external fixation for proximal interphalangeal joint fracture dislocations. J Hand Surg Am. 2005;30(1):154–60.

9. Hynes MC, Giddins GEB. Dynamic external fixation for pilon fractures of the interphalangeal joints. J Hand Surg Br. 2001;26B(2):122.

10. Inanami H, Ninomiya S, Okutsu I, et al. Dynamic external finger fixator for fracture dislocation of the proximal interphalangeal joint. J Hand SurgAm. 1993;18(1):160–4.

11. Krakauer JD, Stern PJ. Hinged device for fractures involving the proximal interpha-

langeal joint. Clin Orthop Relat Res. 1996;327:29–37.

12. Ruland RT, Hogan CJ, Cannon DL, et al. Use of dynamic distraction external fixation for unstable fracture-dislocations of the proximal interphalangeal joint. J Hand Surg Am. 2008;33(1):19–25.

13. Suzuki Y, Matsunaga T, Sato S, et al. The pins and rubbers traction system for treatment of comminuted intra-articular fractures and fracture-dislocations in the hand. J Hand Surg Br. 1994;19(1):98–107.

14. Ellis SJ, Cheng R, Prokopis P, et al. Treatment of proximal interphalangeal dorsal fracture-dislocation injuries with dynamic external fixation: a pins and rubber band system. J Hand Surg Am. 2007;32(8):1242–50.

第7章　螺钉切开复位内固定术

Chris Lincoski

摘　要：切开复位内固定术是治疗近指间(PIP)关节骨折与脱位的一种方法。该方法常从掌侧入路放置一个或 2 个 1.1~1.5mm 螺钉。这能修复中节指骨的掌唇，即背侧半脱位的骨支撑。固定的目的是使关节达到中心复位且足够稳定，并允许即时的主动关节活动。

关键词：PIP 关节　PIP 关节骨折与脱位　切开复位内固定术　微型螺钉　脱位

引言

治疗 PIP 关节骨折与脱位有很多方法，包括闭合复位、背侧阻挡夹板、背侧阻挡穿针、动态外固定器及切开复位内固定术。切开复位内固定术是在掌侧大骨折块没有实质性粉碎时实现 PIP 关节稳定性的手段。

病理学

中节指骨的掌唇是 PIP 关节背侧半脱位的骨支撑，损伤这种骨支撑会导致 PIP 关节的不稳定。关节面受累少于 20% 的骨折通常是稳定的。受累超过 40% 的骨折是不稳定的[1]。关节面受累 40% 以上的骨折，多数掌板和侧副韧带仍附着在骨折块上，导致关节不稳定。如果骨折块大，应用内固定可以恢复中节指骨的骨支撑，达到中心复位并防止关节半脱位。

适应证

　　PIP 关节骨折切开复位内固定术的主要适应证是关节不稳定且没有实质性粉碎的大骨折块。骨折块越小,就越难放置螺钉。粉碎性骨折可能影响内固定术的成功。典型的适应证包括移位大于 2mm 的掌唇骨折和骨折块大到足以容纳一枚螺钉的不稳定骨折[2]。

　　粉碎的骨折类型是内固定术的主要禁忌证。骨折块应是预期螺钉孔直径的至少 2 倍,一般 1.1~1.5mm 的螺钉使用最多,使用 2 个螺钉来控制旋转和增加稳定性最为理想[2,3]。

　　切开复位内固定术的另一个适应证是中央束大面积的撕脱。这可以从背侧入路,应用相同的固定原理。理想的情况下,可以用 2 个 1.1~1.5mm 的螺钉进行固定。应注意不要让骨折块粉碎,且骨折块远端应有充足的骨质,使螺钉不易拔出。

治疗

　　治疗 PIP 关节骨折与脱位的首要目标是使关节达到中心复位且稳定。次要目标是达到关节中心复位和关节面的解剖复位。应当强调的是,最重要的原则是获得一个稳定的同轴关节。因为骨折常常比预期的粉碎更严重,用一个替代方案如克氏针外固定或掌板成形术是明智的。

　　如果掌侧是大的骨折块,则修复中节指骨的掌唇会给 PIP 关节的半脱位提供一个支撑。如果是骨折块粉碎轻微,可以切开复位,并用 1.1~1.5mm 螺钉来完成内固定。理想情况下,切开复位内固定应足够稳定,使之允许即时的主动关节活动。

　　虽然已经描述了一个背侧切口,但切开复位内固定术通常行掌侧切口[4]。Bruner 切口通常能充分暴露手指掌侧。为了减少瘢痕过敏,可以沿着中指和环指、小指尺侧的纵向行一个 Bruner 切口。接着,径向切开 A3 滑车,暴露回缩的屈肌腱,也可以切开 C1 滑车远侧和 C3 滑车近侧使之暴露。如果需要,可以分离侧副韧带来帮助术中充分显露手术视野。可能的话,把掌板与附着的骨折块分离有助于 PIP 关节的稳定。如果掌板与附着的骨折块分离,医生试图在骨折块上找到"关键点"时,可以在透视下评估骨折线和中节指骨掌侧皮质对线情况。另外,如 Green 所描述的,可纵向切开掌板,手外科医生可直视检查关节复位情况[5]。

如果有软骨下骨嵌塞,这些骨折块会被抬高。如果被嵌塞的骨折块偶然升高后存在空隙时,可以行骨移植术。

如果关节固定后不稳定,可用临时关节钉加强固定,但不鼓励使用这种方法。固定的目的是提供足够的稳定性并能允许即时的主动关节活动。然而,Grant 等报道 PIP 关节切开复位内固定术应用临时钉后有良好的效果[6]。

随着骨折粉碎程度的增加, 可以选择环扎线行切开复位内固定。Weiss 报道了这种技术具有类似结果[7]。

结果

有限的研究只有回顾性综述和病例研究,而没有进行随机试验对比或是其他方式。

Hamilton 报道了由切开复位内固定治疗 PIP 关节不稳定的背侧骨折与脱位的 9 例回顾性研究,平均关节活动度为 70°,其中有 8 例患者发生屈曲挛缩[8]。目前的观点是,在粉碎性骨折时切开复位内固定应谨慎进行。关节面受累在 20%~75% 的范围内,平均为 56%。6 例患者的关节有 3 个或更多的骨折块。术后 2~9 天开始术后康复,主动关节活动。患者用"8"字支具固定,限制其伸展在 5°以内。5 例患者手术预后为优,3 例为良,1 例为差。预后差的患者出现 PIP 关节复发性脱位。在随访中,有 3 例患者出现退行性改变,这些损伤具有挑战性。

Green 等报道了用切开复位内固定治疗一个大的掌侧骨折块的 2 个病例,都取得优异效果[5]。他建议通过切开复位内固定稳定关节,以允许即时的主动关节活动。

Grant 报道了切开复位内固定治疗的 14 例患者的 3 年随访结果。急诊和平诊的患者用 1.2mm 的螺钉和临时的背侧阻挡穿针固定。急诊组平均关节活动度为 100°,平诊组为 86°。损伤后延误治疗较久的患者关节活动度低。3 例再脱位的患者均在平诊组。结果显示 79% 的患者预后良好[6]。

　　Lee 和 Teoh 报道了 PIP 关节骨折与脱位切开复位内固定由背侧入路没有复发半脱位的病例。PIP 关节平均活动度为 85°。他们得出的结论是,背侧入路在操作上更容易且能充分暴露关节;然而,在 12 例中有 4 例伤指很难复位,需要额外行掌侧切口[4]。

　　Ikeda 报道了 18 例用低剖面微型钢板切开复位内固定的患者。PIP 关节活动度为 85°。2 例患者屈肌腱粘连导致 PIP 关节活动受限[9]。

作者的首选技术 / 病例

病例

　　患者,男性,33 岁,工作中用拖拉机拖车时引擎爆炸损伤了左手示指。手指畸形伴剧烈疼痛。有人看到他在急诊科试图复位手指。

　　X 线片显示中节指骨基底部关节内骨折。一个累及关节面 45% 的大骨折块,伴有背侧半脱位,呈"V"字征(图 7.1)。由于 PIP 关节背侧半脱位,建议手术治疗。不保守治疗是因为关节脱位可能会导致创伤性关节炎和关节僵直。经过讨论,手术治疗方案包括切开复位内固定和克氏针外固定。没有粉碎的大的骨折块使之成为切开复位内固定的理想选择。

　　患者被带到手术室,并进行手指神经阻滞麻醉。迷你 C 臂机 X 线透视证实,PIP 关节背侧脱位关节不稳定。关节可以复位,但不稳定。采用掌侧 Brune 切口入路,辨认和保护血管神经束,从尺侧径向切开 A3 和 C3 滑车,暴露回缩的屈肌腱。确认掌板与附着的骨折块分离后,清理断端的碎片。手动复位关节并用小尖骨折复位钳将其固定在合适的位置。在复位钳旁钻两个孔,各置一个 1.2mm 螺钉固定。(作者喜欢用埋头螺钉,以防止螺丝突出,减少螺钉脱出的可能性。)

　　在关节活动度内活动 PIP 关节来确认其稳定性。以 5–0 的涤纶线修复 A3 滑车。将掌板与骨折块分离,有利于 PIP 关节的稳定。

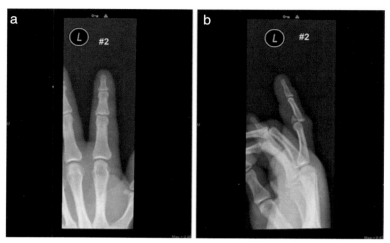

图 7.1　术前前后位(a)和侧位(b)X 线片显示出 PIP 关节骨折与脱位。可见 PIP 关节半脱位和一个大的骨折块。

患者经夹板固定,术后第 2 天开始手部治疗。在 PIP 关节轻度屈曲时制作一个手部支具,开始主动关节活动度内的短弧运动。

在最后的随访中,PIP 关节活动度为 22°~75°,这突出了切开复位内固定后关节僵硬的问题。 X 线片显示骨折愈合无关节脱位(图7.2)。患者虽能重返工作岗位,但仍抱怨关节僵硬。

结论

PIP 关节骨折与脱位的切开复位内固定技术要求很高, 最适用于单个未经粉碎的骨折块。固定的目的是使关节足够稳定以允许即时的主动关节活动。

技术精要是, 如果使用 1.5mm 螺钉,0.045 英寸的克氏针(1.1mm)与用于放置 1.5mm 螺钉的钻头尺寸是相同的。可以放置 2 根 0.045 英寸克氏针来稳定骨折块。可以拔出一根克氏针,将螺钉从该克氏针针孔置入,另一根克氏针维持骨折块的稳定。第 2 个克氏针同样可以用螺钉代替。同样,如果使用 1.1mm 螺钉,0.028 英寸(0.7mm)的克氏针可以用

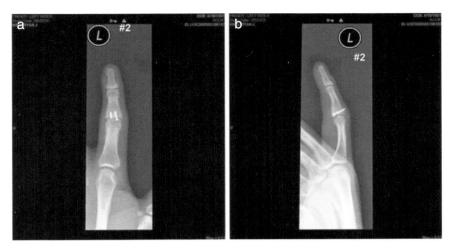

图 7.2 术后 5 个月的 X 线片。前后位(a)和侧位片(b)显示 PIP 关节对合良好,关节半脱位已矫正。可见轻微的关节对位阶梯。

作"钻头"。

　　小心操作以避免额外的骨块粉碎,并且将得到一个很好的机会来放置螺钉。

　　埋头螺钉有助于减少螺钉穿透皮质的机会。

　　如果掌板完好,将很难评价关节复位。如果骨折块未粉碎,骨折线与骨折远端皮层边缘近似在一条直线上。

(雷璇　盛伟 译)

参考文献

1. Kiefhaber TR, Stern PJ. Fracture dislocations of the proximal interphalangeal joint. J Hand Surg Am. 1998;23A:368–80.

2. Freeland AE, Benoist LA. Open reduction and internal fixation method for fractures at the proximal interphalangeal joint. Hand Clin. 1994;10:239–50.

3. Jupiter JB, Sheppard JE. Tension wire fixation of avulsion fractures in the hand. Clin Orthop Relat Res. 1985;214:113–20.

4. Lee JY, Teoh LC. Dorsal fracture dislocations of the proximal interphalangeal joint treated by open reduction and interfragmentary screw fixation: indications, approaches and results. J Hand Surg Br. 2006;31:138–46.

5. Green A, Smith J, Redding M, Akelman E. Acute open reduction and rigid internal fixation of proximal interphalangeal joint fracture dislocation. J Hand Surg Am. 1992; 17A:512–7.

6. Grant I, Berger AC, Tham SK. Internal fixation of unstable fracture dislocations of the proximal interphalangeal joint. J Hand Surg Br.2005;30B:492–8.

7. Weiss AP. Cerclage fixation for fracture dislocation of the proximal interphalangeal joint. Clin Orthop Relat Res. 1996;327:21–8.

8. Hamilton SC, Stern PJ, Fassler PR, Kiefhaber TR. Mini-screw fixation for the treatment of proximal interphalangeal joint dorsal fracture-dislocations. J Hand Surg Am. 2006; 31A:1349–54.

9. Ikeda M, Kobayashi Y, Saito I, Ishii T, Shimizu A, Oka Y.Open reduction and internal fixation for dorsal fracture dislocations of the proximal interphalangeal joint using a miniplate. Tech Hand Up Extrem Surg. 2011;15:219–24.

第8章　掌板固定关节成形术

O. Alton Barron,Daniel S. Donovan

摘　要:掌板固定关节成形术(VPA)是针对粉碎不稳定的近指间(PIP)关节背侧骨折与脱位的治疗方法,掌板重新固定于剩余关节面的掌侧缘,限制关节向背侧脱位,并保持与近节指骨头相对应的关节面的光滑与完整。

本章将探讨 VPA 的适应证、掌板的解剖特点、手术技术、术后康复程序、文献综述的结果及并发症,并同时描述 1 例使用掌板固定关节成形术治疗 PIP 关节背侧骨折与脱位的病例。

关键词:骨折与脱位　PIP 关节　掌板固定关节成形术　掌板前移　PIP 关节成形术

病例

患者,男性,29 岁,右利手,主诉一周前徒手接垒球时,伤及其左手环指,出现手指疼痛,患者自述其受伤过程为严重扭伤,并且自己进行了邻近手指捆绑固定治疗。体格检查发现患者的左手环指肿胀、淤血、PIP 关节部位压痛、活动受限。

侧位 X 线片(图 8.1)显示中节指骨基底骨折,累及 50%的掌侧关节面,关节向背侧脱位。

患者充分知晓手术的风险及优势之后选择手术治疗,术前的治疗计划为首先切开复位,如果骨折块适于内固定置入,则行内固定治疗,如果骨折块粉碎,无法固定,则进行掌板固定关节成形术。

术中发现骨折粉碎,无法复位及固定,因此治疗方案改为掌板固定关节成形术,并且以克氏针固定 PIP 关节于屈曲 20°位,辅以夹板固定。

术后 2 周,拔除克氏针,患者佩戴背侧阻挡夹板,开始功能锻炼。术后 5 周,患者出现屈曲挛缩畸形,改为夜间伸直夹板固定。

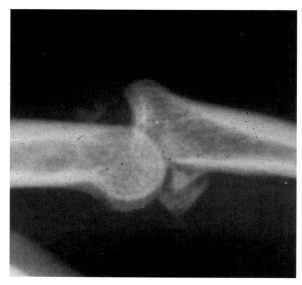

图 8.1　环指侧位 X 线片显示中节指骨基底骨折,累及 50% 的掌侧关节面,关节向背侧脱位。

　　术后 8 周,患者恢复至无痛且稳定的 95°活动范围。

　　随访至术后 11 年,关节复位良好、稳定,而且中节指骨掌侧缘部分重新塑形(图 8.2)。

引言

　　中节指骨基底掌侧骨折同时破坏了骨性支撑结构及软组织的限制作用,导致关节背侧半脱位,继而出现关节不稳定,另外会导致与近节指骨头相关的关节软骨面的不平整。1967 年,掌板固定关节成形术作为一种治疗粉碎不稳定的 PIP 关节背侧骨折与脱位的方法首次进入临床医生的视线。掌板重新固定于剩余关节面的掌侧缘,限制关节向背侧脱位,并保持与近节指骨头相对应的关节面的光滑与完整。随着各种外固定及内固定技术的开发使用,VPA 的适应证范围明显缩小, 但是只要掌握合

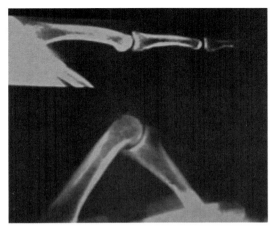

图 8.2　术后 11 年随访的 X 线片显示中节指骨掌侧缘部分重新塑形（小部分病例可以观察到）。

适的适应证及手术技术,这种手术方法在缓解疼痛、保留关节活动及稳定性方面仍是一个可行的选择。

适应证

掌板固定关节成形术(VPA)适用于不稳定的 PIP 关节背侧骨折与脱位,特别是中节指骨基底掌侧骨折块粉碎不能达到切开解剖复位及内固定的病例。将掌板重新固定于中节指骨可以形成一个限制关节背侧半脱位的静态结构,从而获得关节稳定,同时成形关节[1]。

Eaton 最初描述 VPA 适用于急性中节指骨,累及超过 40%关节面的掌侧关节内不稳定骨折, 之后又将适应证扩大至包括慢性不稳定的骨折[2]。VPA 多用于治疗掌侧缘无法接受切开复位内固定的骨折,在自体组织移植(如半钩骨移植重建)临床应用之前[3],对于累及范围较大的 PIP 关节损伤,并没有太多的其他方法可以取代 VPA[4]。一些作者曾经报道 VPA 的临床结果不确定, 也帮助临床医生进一步明晰及缩小了 VPA 的适应证[5-7]。VPA 的禁忌证包括近节指骨的外形或病理异常或手指的血液循环不良等[8]。

通常,对于年轻患者,急性损伤或较少累及关节面的损伤,手术效果良好,表现为活动范围大,发生屈曲挛缩的概率较小[2]。但是,许多作者报道了关节软骨累及 30%~40%[7]及 50%~90%[6]的临床结果(表 8.1),得出的结论为 VPA 适用于累及 30%~50%关节面的中节指骨基底掌侧粉碎不稳定骨折、不能达到切开解剖复位及内固定的病例,而对于超过 40%关节面受累的病例,VPA 的手术效果不确定或者不满意。

掌板的解剖

VPA 的效果有赖于术者对于掌板独特的解剖特点的充分理解。掌板由结缔组织构成,包括纤维软骨,近端起源自近节指骨侧方边缘的燕尾形部分,这种解剖特点可以防止对走行于其附着点之下的腱纽的供血血管的压迫,而且当掌板作为带血液循环的移植组织时,这部分血管是必须保护的[14]。这些纤维软骨的血管蒂不仅仅是作为移植物时保证组织活性,而且也有假设认为其可以促进中节指骨掌侧的骨塑形的作用[10]。

掌板远端止于中节指骨掌侧干骺端,中央部分组织并不致密,在完好的尸体标本模型中,其"新月"形的形状与掌板–侧副韧带复合体的远端侧方止点共同担任限制关节过伸的初级静态结构[14],这就决定了掌板前移时,缝合的重点在于掌板的侧方边缘,而不是其中央结构。

表 8.1　已发表的掌板固定关节成形术的适应证

30%~40%的关节面受累	Ishida 和 Ikuta[7]
30%~50%的关节面受累	Bednar 等[9]
>40%的急性或慢性半脱位	Eaton 和 Malerich[2], Dionysian 和 Eaton[1]
≤60%的关节面受累	Malerich 和 Eaton[10]
不稳定的背侧骨折/脱位,50%~70%受累	Krakauer 和 Stern[11]
30%~80%的关节面受累	Deitch 等[5]
补救性手术,50%~90%的关节面受累	Hastings 和 Carroll[6]
急性骨折/脱位,合并掌侧缘粉碎骨折或慢性半脱位,未特别注明关节面受累程度	Durham-Smith 和 McCarten[4], Bilos[12], Lee 等[13], Blazar 等[8]

手术技术

掌侧 Bruner("之"字形)切口,在屈指肌腱腱鞘(A2 及 A4 滑车之间)浅层,切取皮瓣,以桡侧为蒂,顶点位于 PIP 关节水平,牵开屈指肌腱[2]。

术中并不要求常规探查指神经及指动脉,但是有些作者建议,对于陈旧损伤的患者,术中应探查并游离血管神经束予以保护,以防止关节暴露过程中的牵拉损伤[10]。

术中通过透视及直视对骨折进行评估,如果骨折块不能进行直接复位及内固定,将骨折块自掌板部位切除,并留作骨移植材料。然后完全切断侧副韧带,以达到彻底暴露关节及减轻术后关节僵硬的目的,过伸 PIP 关节成"短枪"状[10]。

这时可以清楚地观察到关节损伤的情况(图 8.3),应注意观察剩余部分的关节面有无压缩,如果存在骨质压缩,则需要用小的骨刀将压缩部位小心撬拨,骨缺损部分由自体松质骨填充,否则关节面外形扁平会导致关节再次半脱位的倾向。然后自骨折和剩余关节面之间开凿一个水平的骨槽,骨槽的大小与掌板附着部分一致,两侧对称,否则会出现成角畸形(图 8.4)[10]。

在掌板远端部分,Kessler 或锁扣法自侧方横穿一根钢丝或缝合线,

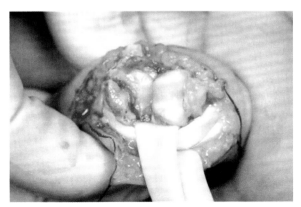

图 8.3　"短枪"状暴露关节,可以显示关节损伤情况。

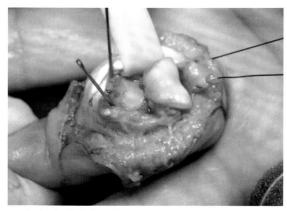

图 8.4　建立一个水平、光滑的骨槽,这张照片显示 Keith 针穿过骨槽的桡尺侧。

注意钢丝或缝合线要控制掌板桡尺侧比较坚韧的组织部分(图 8.5)。在预先凿的骨槽的桡尺侧各钻一个骨孔,2 个骨孔应呈会聚方向, 但穿出背侧皮质时仍要保留骨孔之间有一定距离的骨皮质。钻骨孔以及钢丝或缝线穿过时,都要注意保证 DIP 和 PIP 关节充分屈曲,以免影响伸肌腱装置[15]。

如果使用钢丝(目前较少用)的话,将钢丝分别从对应的骨孔穿出,拉紧将掌板固定至骨折位置。钢丝打结固定前,应在透视下被动活动关节,如果关节存在过度的屈曲挛缩,则要锐性松解(部分延长)近端的燕尾形韧带结构,使得掌板在向远端移位后还能保持适当的张力。如果手指背侧组织挛缩,特别是有些慢性疾病,手指不能充分被动屈曲,则要松解背侧关节囊。当关节的活动度及稳定性都达到满意的范围后,将钢丝用扣子固定至手指背侧。

如果使用缝合线,用 Keith 针将缝合线穿出骨孔,在手指背侧侧束及中央腱束之间做一个小的辅助切口, 在伸肌腱深部将缝合线打结固定(图 8.6)[4]。

如果使用缝合锚,缝线首先穿过骨锚,然后穿过掌板,再评判关节的稳定性及活动度[13]。骨锚固定后,由于骨折的原因,固定部位没有皮质骨

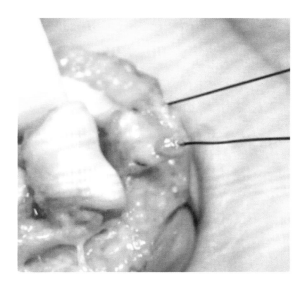

图 8.5　在掌板远端部分,Kessler 或锁扣法自侧方横穿一根钢丝或缝合线，注意钢丝或缝合线要控制掌板桡尺侧比较坚韧的组织部分。

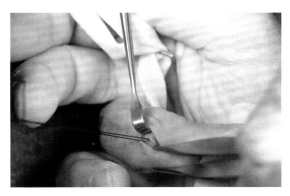

图 8.6　用 Keith 针将缝合线穿出骨孔,在手指背侧侧束及中央腱束之间做一个小的辅助切口,在伸肌腱深部将缝合线打结固定。

增强其抗牵引的力量,因此应测试骨锚实时的抗牵拉能力。

无论是缝合线或钢丝固定后,PIP 关节使用克氏针固定至屈曲小于 30°位置,以减少屈曲挛缩发生的风险,或者使用静态或动态的外固定器也可以。术中要进行手指标准侧位的 X 线透视,以确定关节复位满意。缝合伤口后,无菌敷料包扎,石膏固定。

掌板固定关节成形术的衍变

1953 年,Moberg 和 Stener 使用钢丝完成了第 1 例掌板止点重建[4],但手术不是用于治疗骨折后的关节面成形。1967 年,Richard Eaton 完成了第 1 例掌板固定关节成形术,并于 1976 年首次报道[16]。1980 年他报道了自己的 10 年随访结果及经验[2]。1992 年,Durham-Smith 报道了掌板固定关节成形术的改良方法,包括不完全松解侧副韧带,也不是"短枪"状入路充分暴露关节,其改良为单独缝合掌板的几个缝合点,避免掌板卷曲堆积在关节内,而且建议将缝合线打结置于伸肌腱装置之下,以减少皮肤的并发症[4]。1994 年,Bilos 建议在行 VPA 之前首先撬拨关节面压缩骨折部分,并用克氏针固定,避免出现手指的成角畸形,然后,Bilos 又改良了手术方法,通过背侧切口,将缝线穿至背侧,直接在三角韧带部位打结固定[12]。1996 年,Krakauer 报道了其应用动态外固定器固定的方法,鼓励患者更早恢复活动[11]。1999 年,Deitch 强调了利用骨移植或肌腱条移植充填掌板远端干骺端缺损的重要性。2000 年,Eaton 和 Dionysian 报道了这 33 年历史的手术长期随访结果[1]。2008 年,Lee 报道了应用缝合骨锚进行 VPA 的满意临床结果[13]。关于 VPA 的进展情况见表 8.2。

术后护理及康复

PIP 关节是长期制动后最容易出现僵硬和疼痛的关节,但是关节的活动训练一定要与修复组织的愈合情况、关节脱位与半脱位的风险之间相权衡[17],许多作者推荐了系列的术后康复策略,包括在动态外固定器固定下即时开始功能锻炼[11],克氏针固定至术后 1 个月[5]。最常用的,也

表 8.2　掌板固定关节成形术的衍变

1953 年	第 1 例掌板止点重建,但不是用于治疗骨折——Moberg 和 Stener[4]
1967 年	第 1 例掌板固定关节成形术——Richard G Eaton[2]
1976 年	Eaton 和 Littler 首次报道[16]
1980 年	Malerich 和 Eaton 报道了 10 年随访结果及经验[2]
1992 年	Durham-Smith 建议不完全松解侧副韧带,也不是"短枪"状入路充分暴露关节,其改良为单独缝合掌板的几个缝合点,避免掌板卷曲,而且建议将缝合线打结置于伸肌腱装置之下[4]
1994 年	Bilos 建议在行 VPA 之前首先撬拨关节面压缩骨折部分,并用克氏针固定,避免出现手指的成角畸形,并且通过背侧切口,将缝线穿至背侧,直接在三角韧带部位打结固定[12]
1996 年	Krakauer 报道了其应用动态外固定器固定的方法[11]
2000 年	报道了这一手术的长期随访结果[1]
2001 年	边缘使用 Bunnell 缝合法分别固定[8]
2008 年	Lee 报道了缝合骨锚的应用结果[13]

是我们推荐的方案是术后 2 周拔除克氏针,在背侧阻挡支具的保护下开始功能锻炼。钢丝固定的于术后 3 周拆除,必要时术后 5 周开始使用动态背侧支具进行康复。所有发表的术后康复方案见表8.3。

文献报道的临床结果

　　VPA 的手术技术多种多样,故手术适应证不尽相同,所以临床报道的结果也大相径庭。Eaton 最早的病例中,急性损伤(手术时间在伤后 4 周内)的病例,平均关节活动度为 95°,屈曲挛缩平均为 6°;慢性损伤(手术时间在伤后 6 周至 2 年)的病例,平均关节活动度为 78°,屈曲挛缩平均为 12°。DIP 关节平均损失 10°的活动度,作者总结为年轻的患者及急性损伤的患者,手术效果要优于其他病例[2]。

　　Hastings 报道 2 组病例,第一组使用克氏针固定 PIP 关节,另一组使用外固定器固定 PIP 关节。手术适应证均为补救性手术或急性病例重建损伤的中节指骨基底大部分关节面,关节面累及面积为 50%~90%,平均

表8.3　术后策略

	作者
克氏针拔除的时间(如果术中使用)	
2 周	Eaton 和 Malerich [2], Malerich 和 Eaton [10], Ishida 和 Ikuta[7], Dionysian 和 Eaton[1]
10 天	Durham-Smith 和 McCarten[4]
3 周	Bilos 等[12], Blazar 等[8]
28 天	Deitch 等[5], Hastings 和 Carroll[6](第一组)
背侧阻挡支具保护下开始活动的时间	
立刻	Hastings 和 Carroll[6](第二组)
2 周	Eaton 和 Malerich 80, Malerich 和 Eaton[10], Ishida 和 Ikuta 98, Dionysian 和 Eaton[1]
3 周	Glickel 和 Barron[15], Lee 等[13]
10 天	Durham-Smith 和 McCarten[4]
主动关节活动度锻炼，必要时配合动态背侧夹板	
4 周	Malerich 和 Eaton[10]
5 周	Eaton 和 Malerich [2], Ishida 和 Ikuta[7], Dionysian 和 Eaton [1], Krakauer 和 Stern [11](去除铰链), Glickel 和 Barron[15]
6 周	Durham-Smith 和 McCarten[4], Lee 等[13]

65%。克氏针组关节活动度为 49°,平均屈曲挛缩为 34°,6 例病例中只有 2 例手术效果可以接受;而外固定器组关节活动度为 65°,平均屈曲挛缩 为 24°。外固定器组手术效果评价中,1 例满意,4 例良好,2 例失败[6]。

　　Durham-Smith 报道的病例数最多,共 71 例掌板固定关节成形。作者 报道患者最终的满意率达 94%,作者虽然没有描述患者的具体关节活动 度,但是 71 例病例中有 62 例术后 4 周时,平均关节活动度达到60°,术 后 8 周时,平均关节活动度达到 95°,而且活动时无痛且关节稳定,有 4 例病例屈曲挛缩达到 10°~35°[4]。

　　Bilos 于 1994 年报道了 23 例病例,平均关节活动度为 69°,平均屈曲挛缩为 22°。患者的主观主诉差别较大,1 例主诉无法使用接受手术的手指,1 例有中度的功能缺失,5 例有轻度的功能缺失,4 例无功能缺失,5 例病例无疼痛,6 例病例在使用患手时有轻微疼痛[12]。

Krakauer 也报道了 5 例病例的主观及客观结果,其中急性损伤病例平均关节活动度为 58°,伸肌腱平均挛缩为 12°;慢性损伤的病例平均关节活动度为 80°,无明显伸肌腱挛缩。3 例病例无疼痛,1 例病例在重体力活动后有轻微疼痛,另 1 例主诉有中至严重的疼痛[11]。

Ishida 报道的 6 例掌板固定关节成形术,其中 4 例在术后随访中,X 线片显示有骨性关节炎表现。患侧握力为健侧的 90%。临床随访结果:1 例为优,4 例为良,1 例为差。平均关节活动度为 54°,平均屈曲挛缩为 21°[7]。

Deitch 报道了 24 例背侧骨折与脱位实行掌板固定关节成形术或切开复位内固定术的长期随访结果 (平均 46 个月),96% 的病例无疼痛或轻微疼痛,75% 的病例工作未受影响,但是 2 组手术(掌板固定关节成形术或切开复位内固定术)在关节活动度方面并无统计学意义[5]。

Dionysian 报道了 17 例病例平均 11.5 年的长期随访结果。患者无休息或活动时疼痛的主诉。急性损伤的病例(伤后 4 周内),平均关节活动度为 85°,平均伸直受限为 15°,DIP 关节活动度为 58°。慢性损伤的病例(平均 20 周),平均关节主动活动度为 61°,平均伸直受限为 29°,DIP 关节活动度为 28°。所有患者均恢复伤前的工作及娱乐活动。两个年龄最大的患者,分别为 59 岁和 61 岁,关节活动度恢复不佳,分别只有 30° 和 50°。所有患者 PIP 关节应力下稳定。有趣的是,90% 的急性损伤病例,术中并未进行移植物的填充,但其中节指骨掌侧缘出现再塑形,重新形成掌侧缘的角度[1]。

Lee 报道了应用缝合骨锚行掌板固定关节成形术的 20 例患者的临床结果,随访时间平均为 25 个月,平均关节活动度为 82°。把所有患者分为急性损伤组和慢性损伤组。急性损伤组的平均关节活动度为 93.6°,慢性损伤组的平均关节活动度为 70.8°;急性损伤组平均伸直受限为 11.8°,而慢性损伤组平均伸直受限为 20.9°。无休息或活动相关性疼痛主诉的报道,20% 的患者出现与邻近手指类似的关节再塑形[13]。

已发表的术后关节活动度结果见表 8.4。

并发症

掌板固定关节成形术报道的并发症包括再移位、屈曲挛缩、伸肌腱粘连、成角畸形、感染及背侧皮肤坏死，应尽量减少这些并发症的发生。

再移位的发生率报道分别为 4%[2]、31%[6] 和 20%[11]，但是也有许多报道中未见再移位的情况[1,4,5,7,12,13]。术中通过透视保证复位满意可以减少再移位的风险，还有一些作者建议利用移植骨或一束屈指浅肌腱束填充掌板远端掌侧的间隙[5,10]，但并无证据证明这种方法对术后结果或骨塑形有影响。

表 8.4   术后平均活关节动度

作者	术后平均关节活动度	屈曲挛缩角度
Eaton 和 Malerich[2]	急性损伤：95° 慢性损伤：78°	急性损伤：6° 慢性损伤：12°
Hastings 和 Carroll[6]	克氏针组：49° 外固定器组：65°	克氏针组：34° 外固定器组：24°
Durham-Smith 和 McCarten[4]	71 例患者中有 62 例术后 4 周时，平均关节活动度达 60°，术后 8 周时，平均关节活动度达 95°，而且活动时无痛且关节稳定	有 4 例患者屈曲挛缩达到 10°~35°，剩余病例屈曲挛缩角度更小
Bilos 等[12]	69°	屈曲挛缩 22°
Krakauer 和 Stern[11]	急性损伤：58° 慢性损伤：80°	急性损伤：12° 慢性损伤：无屈曲挛缩
Ishida 和 Ikuta[7]	54°	21°
Deitch 等[5]	72°	8°
Dionysian 和 Eaton[1]	急性损伤：85° 慢性损伤：61°	急性损伤：15° 慢性损伤：29°
Lee 等[13]	急性损伤：93.6° 慢性损伤：70.8°	急性损伤：11.8° 慢性损伤：20.9°

对于 VPA 来说，一个静态解剖结构移位至更远端的非解剖部位后，一定角度的屈曲挛缩是必然的，而且一定角度的屈曲要好于过伸，后者会导致关节不稳定。文献报道屈曲挛缩发生率为 0~34%，术中缝合线打结固定掌板前，被动活动关节，保证一定的活动度，可以减少屈曲挛缩的风险。如果屈曲角度过大，则锐性松解或部分延长近端主要限制被动伸直的韧带，即达到掌板功能性延长的效果。

Eaton 的病例中有 1 例因为伸肌腱粘连而再次手术，避免这个并发症的技术要点是在中节指骨钻孔和穿过缝线时，要尽量屈曲 PIP 和 DIP 关节，避免干扰伸肌腱装置[2]。

成角畸形的发生率报道分别为 12.5%[2]、4%[12]、18%[1] 和 35%[13]，但是也有许多报道中未见发生[4-7,11]。避免这个并发症的技术要点是在中节指骨开骨槽时要保证对称。另外，保留并复位残余的压缩关节面也可以避免此并发症的发生。

感染的发生率报道分别为 15%[6]、1.4%[4] 和 20%[11]，同样，也有许多报道中未见发生[1,2,5,7,12,13]。

只有一位作者报道了背侧皮肤坏死，发生率为 4%[4]。术中辅助背侧切口，将打结固定置于皮下，相对于纽扣固定于皮肤外，要明显减少皮肤坏死的可能，或者使用纽扣时格外注意或者应用骨锚均可避免此并发症。

并发症及预防措施见表 8.5。

结论

自 1967 年，对于急性 PIP 关节背侧骨折与脱位，或慢性关节不稳定，或作为之前治疗失败的补救措施，掌板固定关节成形术都是一个有价值的治疗方法之一。VPA 的最佳适应证为累及 30%~40%（不超过 50%）中节指骨基底掌侧缘关节面的粉碎、不稳定的背侧骨折与脱位，尽管文献中报道了再移位、屈曲挛缩等并发症，但这些更容易出现在慢性损伤病例或补救性手术中，而且遵循以上的手术原则，可以避免或减少并发症的发生。对于这种复杂的 PIP 关节复合型损伤，注意手术技巧，避免出现并发症，还是可以取得良好的临床结果的。

表 8.5   并发症和预防措施

报道的并发症	发生率及病例报道	预防措施[10]
再脱位	4%[2]、31%[6]和 20%[11]	术后适当的制动,也可以利用移植骨或一束屈指浅肌腱束填充前移掌板的间隙
屈曲挛缩	见表 8.4	避免固定于过度屈曲位,6 周后在动态背侧夹板的保护下行功能锻炼
伸肌腱粘连	4%[2]	穿过缝线时,要尽量屈曲 PIP 和 DIP 关节,避免对侧束的干扰
成角畸形	12.5%[2]、4%[12]、18%[1]和 35%[13]	开骨槽时要保证对称
感染	15%[6]、1.4%[4]和 20%[11]	术前应用抗生素,标准控制感染措施
背侧皮肤坏死	4%[4]	将打结固定置于皮下,或者使用纽扣固定时格外注意

(朱瑾 译)

参考文献

1. Dionysian E, Eaton R. The long-term outcome of volar plate arthroplasty of the proximal interphalangeal joint. J Hand Surg Am. 2000;25(3):429–37.

2. Eaton RG, Malerich MM. Volar plate arthroplasty of the proximal interphalangeal joint: a review of ten years' experience. J Hand Surg Am. 1980;5(3):260–8.

3. Calfee R Sommerkamp TG. Hemihamate arthroplasty provides functional reconstruction of acute and chronic proximal interphalangeal fracture-dislocations. J Hand Surg Am. 2009;34(7):1140–7.

4. Durham-Smith G, McCarten GM. Volar plate arthroplasty for closed proximal interphalangeal joint injuries. J Hand Surg Br. 1992;17B:422–8.

5. Deitch MA, Kiefhaber TR, Comisar R, Stern P. Dorsal fracture dislocations of the proximal interphalangeal joint: surgical complications and long-term results. J Hand Surg Am. 1999;24(5):914.

6. Hastings II H, Carroll IV C. Treatment of closed articular fractures of the metacarpophalangeal and proximal interphalangeal joints. Hand Clin. 1998;4(3):503–27.

7. Ishida O, Ikuta Y.Results of treatment of chronic dorsal fracture-dislocations of the proximal interphalangeal joints of the fingers. J Hand Surg Br. 1998;23(6):798–801.

8. Blazar PE, Robbe R, Lawton JN. Treatment of dorsal fracture/dislocations of the proximal interphalangeal joint by volar plate arthroplasty. Tech Hand Up Extrem Surg. 2001;5(3):148–52.

9. Bednar MS, Janelle C, Light T. Volar plate arthroplasty of the proximal interphalangeal joint. Oper Tech Orthop. 1996;6(2):117–20.

10. Malerich MM, Eaton RG. The volar plate reconstruction for fracture-dislocation of the proximal interphalangeal joint. Hand Clin.1994;10(2):251–60.

11. Krakauer JD, Stern PJ. Hinged device for fractures involving the proximal interphalangeal joint. Clin Orthop Relat Res. 1996;327:29–37.

12. Bibs ZJ, Vender MI, Bonavolonta M, Knutson K. Fracture subluxation of proximal interphalangeal joint treated by palmar plate advancement. J Hand Surg Am. 1994;19(2):189–95.

13. Lee LS, Lee HM, Hou HT, Hung ST, Chen JK, Shih JT. Surgical outcome of volar plate arthroplasty of the proximal interphalangeal joint using the Mitek micro GII suture anchor. J Trauma. 2008;65(1):116–22.

14. Bowers WH, Wolf JW, Nehil JL, Bittinger S. The proximal interphalangeal joint volar plate. I. An anatomic and biochemical study. J Hand Surg Am.1980;5(1):79–88.

15. Glickel SZ, Barron OA. Proximal interphalangeal joint fracture dislocations. Hand Clin. 2000;16(3):333–44.

16. Eaton RG, Littler JW. Joint injuries and their sequelae. Clin Plast Surg.1976;3(1):85–98.

17. Littler JW, Thompson J. Dressings and splints. In: Converse's reconstructive plastic surgery, vol. 6. 2nd ed. Philadelphia, PA: Saunders; 1977.

第9章 近指间关节 Pilon 骨折:固定技术的组合

Elspeth Kinnucan

摘　要:近指间(PIP)关节 Pilon 骨折是一种不稳定损伤,容易导致关节疼痛和僵硬。手术治疗的目的在于复位骨折,恢复稳定、光滑的关节面,加以固定,允许早期功能锻炼。本章介绍了 PIP 关节 Pilon 骨折应用动态外固定器、局限切开复位内固定及背侧阻挡穿针治疗的病例。结合牵引下直接复位及固定,获得了满意的关节面复位,最终患者的 PIP 关节恢复至功能活动范围,只有轻微不适。这一病例说明医生在处理类似的损伤时,可以根据每一个体不同的骨折类型,灵活地组合应用各种固定方式进行治疗。

关键词:Pilon　骨折　脱位　指间关节　动态　外固定器　穿针和橡皮筋　牵引背侧阻挡穿针　内固定

病例

患者,男性,54 岁,右利手,使用电钻时伤及右手小指。开始患者只是以为小指扭伤,并未及时就诊,2 周后,患者因小指持续肿胀及疼痛就诊。

体格检查发现患者右手小指 PIP 关节肿胀,皮肤无破损,神经血管未见损伤。X 线显示右手小指 PIP 关节 Pilon 骨折(图 9.1)。医生建议患者接受手术治疗。

手术在臂丛麻醉下进行,应用上肢止血带。首先,进行牵引下透视,显示背侧骨折块仍为脱位(图 9.2)。 如 Slade 等所描述[1],由 0.045 英寸的克氏针和橡皮筋组成的动态外固定器固定手指。中节指骨骨干的克氏针可能由于骨折累及的范围无法固定,而且背侧缘的骨折块仍处于背侧脱位的状态。然后,在背侧中央束和侧束之间切开,使用骨膜剥离器将压缩的关节骨块和背侧缘的骨折块复位。2 枚 0.035 英寸的克氏针交叉固定中节指骨基底。由于指间关节还是有半脱位的可能和风险,0.045 英寸的克氏针逆行置入近节指骨背侧,起到伸直阻挡的作用,也进一步稳定背侧的骨折块(图 9.3)。这种固定方式是 Vitale 等[2]报道的手术技术的改良,其结果是获得一个稳定的、在一定活动范围内平整连续的 PIP 关节。

术后 5 天开始进行手部的康复,患者佩戴一个热成型材料的夹板,并教导患者有关克氏针外露的护理以及小指 PIP 关节主动活动的注意事项。放射学检查确定关节及骨折的复位情况,临床检查确定有无针道感染和克氏针松动,患者继续进行恢复活动范围的康复锻炼。术后 6 周,移除动态外固定器和克氏针。术后 10 周,患者不再需要专业康复治疗师的指导,骨折愈合,PIP 关节的关节面保持平整光滑(图 9.4)。术后 15 个

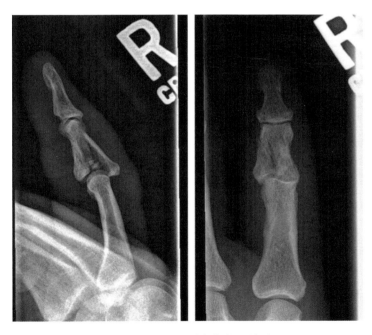

图 9.1　就诊时右手小指的 X 线片。

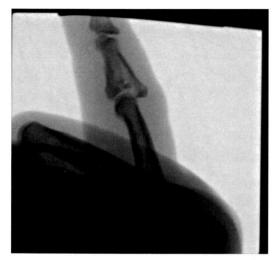

图 9.2   手术室中透视下进行牵引复位。

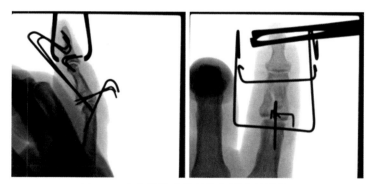

图 9.3   术中显示关节复位和固定的影像。

月的最终复查时,患者主诉偶尔出现活动时疼痛[(1~2)/10],活动范围良好,没有功能受限(图 9.5)。手指无肿胀及压痛,PIP 关节屈曲 88°,伸直–18°。DIP 关节屈曲 25°,能够完全伸直。右手的握力达到 109 磅(1 磅=0.45kg),健侧为 127 磅。最终 X 线显示中节指骨基底出现再塑形,PIP 关节间隙狭窄(图 9.6)。

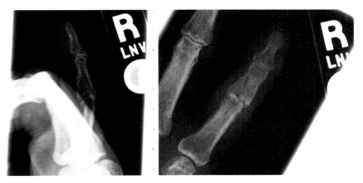

图 9.4　术后 10 周复查的 X 线片。

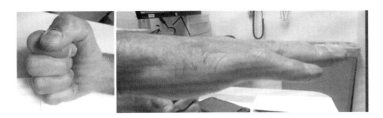

图 9.5　术后 15 个月,最终复查时,右手小指屈伸活动的照片。

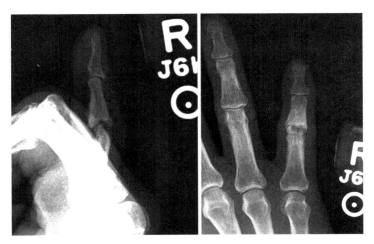

图 9.6　术后 15 个月的 X 线片。

引言

PIP 关节损伤对于患者和接诊的医生来说，都是极大的考验。PIP 关节的位置使之容易在伸直位受到一个轴向暴力的损伤[3]，而运动员中，需要接球和碰触球的更容易导致此类的损伤[4]。在抓握动作中，PIP 关节的作用占到手指活动的 85%[5]，因此，这种损伤后的长期遗留问题，包括疼痛、肿胀、畸形及活动范围减少，都会严重影响手部功能[6-8]。

Pilon 骨折

PIP 关节的 Pilon 骨折是由于手指受到轴向应力，导致关节撞击，关节面的掌侧及背侧均发生骨折[10,15]。关节囊和韧带结构保持完整。Pilon 骨折通常分为充分活动范围内稳定或不稳定[13]。

Pilon 骨折的治疗目标是获得骨折愈合，同时维持关节的光滑与稳定，使其活动为滑动，而不是铰链关节式活动[3,9,13]。有些作者认为，骨折愈合时关节面有小的不平整并不意味着临床结果不满意[11,16]。康复的目的在于，受伤关节在最小疼痛的基础上，恢复一定程度的功能活动范围及握力。

Pilon 骨折的治疗包括夹板、切开复位内固定、静态外固定器和动态外固定器[14,15]。除非骨折轴向稳定，否则保守治疗是很难接受的[6]。Stern 等曾报道了 4 例 PIP 关节 Pilon 骨折保守治疗，结果均不满意[15]。动态外固定器是治疗 Pilon 骨折最常选用的固定技术。牵引可复位和稳定粉碎的关节面骨折，并且允许早期进行功能锻炼。如果牵引不能复位骨折块，则应选择切开复位内固定。静态外固定器适用于明显骨缺损或合并软组织损伤不能采用其他固定方式的 PIP 关节骨折[12]。

动态外固定器

动态外固定器固定的目的是维持 PIP 关节满意的对线，保证骨折愈合可以行早期功能锻炼。这项固定技术依赖于韧带对关节的复位和稳定作用。牵引可对抗肌腱的力量和关节囊韧带结构的短缩作用[1,12]，早期活动可缓解关节僵硬，改善肌腱滑动，促进软骨愈合[17,18]。

许多类型的动态外固定器可用于治疗 PIP 关节损伤[1,9,12,19]。克氏针和橡皮筋牵引系统因其应用的简便性和材料的普遍性而成为最常用的技术。关于动态外固定器治疗的研究只是一些小样本的回顾性研究，但是很多都报道了动态外固定器治疗 PIP 关节骨折与脱位后的活动范围[16,20-31]。

表 9.1 总结了动态外固定器治疗 PIP 关节 Pilon 骨折已发表的临床结果。这些报道中 PIP 关节的最终活动范围基本一致，屈曲为 87°~98°，伸直为–13°~–8°，所有研究报道最终随访时均主诉有 PIP 关节疼痛，而感染和关节退变的发生率则报道不一。

切开复位内固定

切开复位内固定治疗 Pilon 骨折的目标是重建关节软骨面及中节指骨的轴向稳定性。相关的报道很少。Stern 等曾报道了 9 例切开复位、克氏针内固定治疗 PIP 关节 Pilon 骨折的病例。平均制动时间为 4 周，PIP 关节平均屈曲为 80°，伸直为–10°。随访平均 27 个月的时候，9 例患者中有 7 例有疼痛的主诉，所有患者都未达到关节面的解剖复位。作者因此总结，切开复位内固定治疗 Pilon 骨折很难获得足够稳定，以利于早期功能锻炼的骨折固定[15]。

表 9.1　动态外固定器治疗 PIP 关节 Pilon 骨折的回顾性研究总结

研究	病例数	Pilon 骨折例数	固定方法	平均随访时间（月）	平均 PIP 关节活动度（°）	疼痛（主观评分）	关节炎（病例数）	感染（病例数）
Hynes[20]	8	8	DEF	8	12~88	3	N/A	2
Syed[21]	8	9	DEF	26	8~87	1	1	0
Sarris[22]	6	6	DEF+ ORIF	29	8~98	3	2	1
Mansha[23]	11	11	DEF	4	13~87	3	N/A	0

N/A，无；DEF，动态外固定器；ORIF，切开复位内固定。

也有些作者结合动态外固定器及切开复位,对骨折块辅以内固定或不使用内固定[22,24,26,28,30]。这种微切口有助于控制瘢痕形成、感染和破坏小骨折块的血运等风险。

Watanabe 等描述了影响切开复位内固定治疗 PIP 关节骨折和骨折与脱位的功能结果的因素,这项研究包括了 22 例 Pilon 骨折病例及38 例骨折与脱位的病例,大多数病例使用克氏针固定,术后 PIP 关节平均屈曲为 78°,伸直为−11.5°。影响功能结果的因素包括主动活动延迟、老龄和尺侧的手指[32]。这项研究进一步证实了对于这种损伤,无论采用何种固定方式,早期活动是最重要的。

背侧阻挡穿针

传统的背侧阻挡穿针是用于中节指骨掌侧粉碎性骨折伴有背侧半脱位的病例,其目的是控制 PIP 关节伸直不超过 30°,从而保持 PIP 关节的完整连续性,并可以容许一定范围的活动。

尽管这种技术在治疗 PIP 关节 Pilon 骨折时并不作为常规选择,但是与其他固定技术相结合,仍是有效的手术方法[2,33]。

并发症

PIP 关节损伤最常见的并发症是关节僵硬,PIP 关节屈曲挛缩几乎可见于每一个病例,主要依靠控制肿胀、早期活动和必要时使用夹板来预防[34]。一些作者认为术后的康复治疗必须同时兼顾 PIP 关节和远指间 (DIP)关节[1,26,34]。PIP 关节活动受限常见于动态外固定器和切开复位内固定的病例,而 DIP 关节僵硬主要归因于手指制动。

报道的并发症还包括感染、疼痛、复位丢失、关节不稳定、骨质疏松和克氏针松动[34],但这类损伤的病例骨折不愈合却很少见。

治疗 PIP 关节内骨折,创伤后骨性关节炎也是医生最关心的方面,关节半脱位及关节面压缩都是创伤后骨性关节炎进展的危险因素[35]。然而,一些作者观察到,术后 PIP 关节有再塑形的情况发生,而且虽然临床上显示骨性关节炎有进展，但大多数患者都是无症状的[15,16,22,25,35,36]，这表明如果关节面整体复位是满意的，中节指骨基底的微小非解剖性复位仍是可以接受的。

本病例结论

对于这个病例治疗的挑战在于，要获得一个稳定、关节面完整连续的复位及固定，使其能够接受早期康复的治疗方案。动态外固定器是最常用的治疗 PIP 关节 Pilon 骨折的选择，但不幸的是，牵引复位后背侧骨折块仍处于脱位的位置，尽管切开复位多数时是必要的，但微小切口的应用还是可以明显减低瘢痕组织形成及骨折块失血运的风险。对于粉碎和压缩的关节来说，坚固的内固定很难实现，而且还需要更加广泛的暴露。由于背侧缘的骨折块和背侧骨折与脱位位置相似，通常选择克氏针固定及背侧阻挡穿针。牵引可以抵消关节的应力，克氏针及背侧阻挡穿针固定背侧骨折块。本病例早期活动康复减轻了关节粘连，促进肌腱滑动，最终的功能评估及放射学结果都是令人满意的。

（朱瑾　译）

参考文献

1. Slade JF, Baxamusa TH, Wolfe SW.External fixation of proximal interphalangeal joint fracture-dislocations. Atlas Hand Clin. 2000;5(1):1–29.

2. Vitale MA, White NJ, Strauch RJ. A percutaneous technique to treat unstable dorsal fracture-dislocation of the proximal interphalangeal joint. J Hand Surg Am. 2011;36(9): 1453–9.

3. Shah CM, Sommerkamp TG. Fracture dislocation of the finger joints. J Hand Surg Am. 2014;39(4):709–802.

4. Williams C. Proximal interphalangeal joint fracture dislocations: stable and unstable. Hand Clin. 2012;28:409–16.

5. Leibovic SJ, Bowers WH. Anatomy of the proximal interphalangeal joint. Hand Clin.

1994;10(2):169–78.

6. Glickel SZ, Barron OA. Proximal interphalangeal joint fracture dislocations. Hand Clin. 2000;16:333–44.

7. Calfee RP, Sommerkamp MD. Fracture dislocation about the finger joints. J Hand Surg Am. 2009;34:1140–7.

8. Freiberg A. Management of proximal interphalangeal joint injuries. Can J Plast Surg. 2007;15(4):199–203.

9. Haase SC, Chung KC. Current concepts in treatment of fracture-dislocations of the proximal interphalangeal joint. Plast Reconstr Surg. 2014;134(6):1246–57.

10. Seno N, Hashizue H, moue H, Imatani J, Morito. Fractures of the base of the middle phalanx of the finger. Classification, management and long-term results. J Bone Joint Surg Br. 1997;79(5):758–63.

11. Kang R, Stern PJ. Fracture dislocations of the proximal interphalangeal joint. J Am Soc Surg Hand. 2002;2(2):47–59.

12. Liodaki E, Xing SG, Mailaender P, Stang F. Management of difficult intra-articular fracture or fracture dislocations of the proximal interphalangeal joint. J Hand Surg Eur Vol. 2015;40(1):16–23.

13. Elfar J, Mann T. Fracture-dislocations of the proximal interphalangeal joint. J Am Acad Orthop Surg. 2013;21:88–98.

14. Ng CY, Oliver CW. Fractures of the proximal interphalangeal joints of the fingers. J Bone Joint Surg Br. 2009;91:705–12.

15. Stern PJ, Roman RD, Kiefhaber TR, McDonough JJ. Pilon fractures of the proximal interphalangeal joint. J Hand Surg Am. 1991;16(5):844–50.

16. Morgan JP, Gordon DA, Klug MS, Perry PE, Barre PS. Dynamic digital traction for unstable comminuted intra-articular fracture-dislocations of the proximal interphalangeal joint. J Hand Surg Am. 1995;20(4):565–73.

17. Salter RB. The physiologic basis of continuous passive motion for articular cartilage healing and regeneration. Hand Clin. 1994;10(2):211–9.

18. Joyce KM, Joyce CW, Conroy F, Chan J, Buckley E, Carroll SM. Proximal interphalangeal joint dislocations and treatment: an evolutionary process. Arch Plast Surg. 2014;41(4):394–7.

19. Suzuki Y, Matsunaga T, Sato S, Yokoi T. The pins and rubbers traction system for

treatment of comminuted intra-articular fractures and fracture-dislocations in the hand. J Hand Surg Br. 1994;19(1):98–107.

20. Hynes MC, Giddins GEB. Dynamic external fixation for pilon fractures of the inter-phalangeal joints. J Hand Surg Br. 2001;26(2):122–4.

21. Syed AA, Agarwal M, Boome R. Dynamic external fixator for pilon fractures of the proximal interphalangeal joints: a simple fixator for a complex fracture. J Hand Surg Br. 2003;28(2):137–41.

22. Sarris I, Goitz RJ, Sotereanos DG. Dynamic traction and minimal internal fixation for thumb and digital pilon fractures. J Hand Surg Am. 2004;29(1):39–3.

23. Mansha M, Miranda S. Early results of a simple distraction dynamic external fixator in management of comminuted intra-articular fractures of the base of the middle phalanx. J Hand Microsurg. 2013;5(2):63–7.

24. Ruland RT, Hogan CJ, Cannon DL, Slade JF. Use of dynamic distraction external fix-ation for unstable fracture-dislocations of the proximal interphalangeal joint injuries. J Hand Surg Am. 2008;33:19–25.

25. Ellis SJ, Cheng R, Prokopis P, Chetboun C, Wolfe SW, Athanasian EA, et al. Treat-ment of proximal interphalangeal dorsal fracture-dislocation injuries with dynamic ex-ternal. J Hand Surg Am. 2007;32(8):1242.

26. Agarwal AK, Karri M Pickford MA. Avoiding pitfalls of the pins and rubbers traction technique for fractures of the proximal interphalangeal joint. Ann Plast Surg. 2007;58: 489–95.

27. Kiral A, Erken HY, Akmaz I, Yidirim C, Erler K. Pins and rubber band traction for treatment of comminuted intra-articular fractures of the hand. J Hand Surg Am. 2014; 39(4):696–705.

28. Badia A, Riano F, Ravikoff K, Khouri R, Gonzalez-Hernandez E, Orbay JL. Dynamic intradigital external fixation for proximal interphalangeal joint fracture dislocations. J Hand Surg Am. 2005;30(1):154–60.

29. Allison DM. Fractures of the base of the middle phalanx treated by a dynamic exter-nal fixation device. J Hand Surg Br. 1996;21:305–10.

30. Finsen V Suzuki's pins and rubber traction for fractures of the base of the middle phalanx. J Plast Surg Hand Surg. 2010;44:209–13.

31. Deshmukh SC, Kumar D, Mathur K, Thomas B. Complex fracture-dislocations on the

proximal interphalangeal joint of the hand: results of a modified pins and rubbers traction system. J Bone Joint Surg Br. 2004;86:406–12.

32. Watanabe K, Kino Y, Yajima H. Factors affective the functional results of open reduction and internal fixation for fracture-dislocations of the proximal interphalangeal joint. Hand Surg. 2015;20(1):107–14.

33. Waris E, Alanen V. Percutaneous, intramedullary fracture reduction and extension block pinning for dorsal proximal interphalangeal fracture-dislocations. J Hand Surg Am. 2010;35(12):2046–52.

34. Mangelson JJ, Stern P, Abzeg JM, Chang J, Osterman AL. Complications following dislocations of the proximal interphalangeal joint. J Bone Joint Surg Am. 2013;95: 11326–32.

35. O'Rourke SK, Gaur S, Barton NJ. Long-term outcome of articular fractures of the phalange: an eleven year follow-up. J Hand Surg Br.1989;14:183–93.

36. Blazar PE, Steinberg DR. Fractures of the proximal interphalangeal joint.J Am Acad Orthop Surg. 2000;8(6):383–90.

第 10 章 半钩骨关节成形术(置换术)

Agnes Z. Dardas,Ryan P. Calfee

摘 要:半钩骨关节成形术是近指间(PIP)关节背侧骨折与脱位的一种重建方法。钩骨远端关节面与中节指骨近端关节面解剖结构相似,中央都存在突出的骨脊,因此钩骨是一个理想的骨软骨供体。半钩骨关节成形术适用于急性和慢性损伤,但不适用于早期的骨折复位内固定。半钩骨移植时需要中节指骨基底具备完整的背侧骨皮质以便于固定半钩骨。半钩骨移植为中节指骨基底的掌侧提供了骨性支撑,防止 PIP 关节背侧半脱位的复发。尽管多为小规模病例报道,半钩骨关节成形术后的临床效果是令人满意的。虽然 PIP 关节的背伸功能轻度受限,但屈曲可达 90°,总体活动度恢复良好。

关键词:PIP 关节 指间关节 骨折 半钩骨 关节成形术 脱位 重建 自体移植 半脱位 补救

病例

患者,女性,38 岁,右利手,因右手环指扭伤就诊。患者主诉 5 周前打排球时,右手环指在 PIP 关节处遭受轴向暴力。伤后自行予以冷敷和口服非甾体类抗炎药对症治疗,但该指仍僵硬、疼痛。体格查体:右手环指 PIP 关节肿胀,无旋转畸形,但 PIP 关节活动范围局限于 10°~40°,远指间(DIP)和掌骨关节无压痛。X 线片显示中节指骨基底掌侧关节面骨折并伴有 PIP 关节背侧脱位(图 10.1)。中节指骨背侧关节面完整,骨折累及约 50%的关节面。该情况下,适于半钩骨关节成形术重建关节面。因考虑病程和骨折的粉碎程度,选择外固定或切开复位内固定均不可能获得满意的疗效。因此,术式最终选择半钩骨关节成形术(图 10.2 至图 10.8)。

基本原理

　　PIP 关节骨折与脱位是一种复杂的损伤,即便实施了合理的治疗,也可能造成永久性关节僵硬和畸形。Hastings 的生物力学研究证明,当中节指骨基底掌侧关节面存在 ≥42% 的移位时,常会导致关节半脱位[1]。与早期的力学研究数据一致,PIP 关节骨折与脱位被分为 3 型:稳定型指中节指骨基底掌侧受累关节面 ≤30%;不稳定腱性骨折与脱位型指受累关节面为 30%~50%;不稳定骨折与脱位型指受累关节面 ≥50%。

　　腱性或不稳定骨折通常需要 PIP 关节屈曲 30°~45° 来维持其闭合复位。当需要以手术方式恢复关节正常结构时,为了实现同轴复位也需要 PIP 关节过度屈曲。尽管治疗方法很多,但是对于粉碎性、亚急性或慢性损伤,并且伴有中节指骨掌侧关节面受累 ≥50% 的患者来说,半钩骨关节成形术是一个较为理想的重建方法。半钩骨关节成形术利用钩骨远端的关节面(腕掌关节)重建中节指骨基底的掌侧缘。半钩骨对应第 4 和第 5 掌骨基底的双髁关节面被中央脊分开。在冠状面上,该脊对应了中节指骨近端部分的中央脊和双髁关节突。在矢状面上,尽管指骨掌侧的角度大于钩骨掌侧角度 45%~61%,但是钩骨的植入仍可有效地恢复其支点,并防止 PIP 关节背侧半脱位[2]。

适应证和禁忌证

　　半钩骨关节成形术作为一种最为理想的重建方式,适用于在 PIP 关节处中节指骨掌侧基底关节面粉碎性、慢性不稳定骨折。这些骨折分型多数为掌侧关节面受累 ≥50% 或需要 ≥30° 的屈曲来维持其复位[3]。用相对扁平的钩骨恢复中节指骨的掌侧缘往往需要一个完整的背侧皮质。尽管对背侧关节面所需的比例尚不清楚,但是如果骨折受累的关节面大于 80%,半脱位复发的风险增加,因此需要额外的钩骨恢复其凹状的关节面。对难复位的慢性损伤,半钩骨关节成形术可作为一种补救措施适用于之前行外固定器、切开复位内固定或其他方法治疗失败的病例。

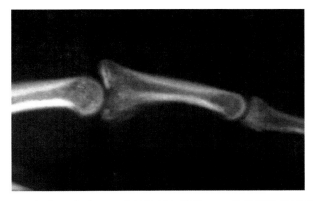

图 10.1　侧位 X 线片：PIP 背侧骨折与脱位，50%的掌侧关节面受累。

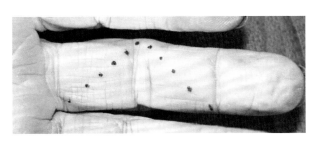

图 10.2　半钩骨关节成形术的"V"字形切口。

禁忌证包括不能进行术后康复、累及 PIP 关节退行性关节炎以及 Pilon 骨折累及 100%关节面的患者。并且半钩骨关节成形术不适用于骨折的早期治疗。

手术技术

半钩骨关节成形术的手术技术自 1999 年由 Hastings 博士第一次在美国手外科年会中提出后，已成为非常成熟的技术。以 PIP 关节为中心，在掌侧做一个 Bruner"V"字形切口，分别向远端延伸至 DIP 关节处，向近端延伸至掌指关节水平（图 10.2）。分离并保护神经血管束，防止当PIP关节过度背伸时造成牵拉损伤。在 A2 和 A4 滑车之间切开屈指肌腱鞘管（图 10.3）。将屈指肌腱牵开，切开 PIP 关节掌板位于中节指骨的附着，并牵向近端。桡尺侧副韧带从近节指骨的起点处松解，并将 PIP 关节反折（图 10.4）。关节反折后，进行伸肌腱松解术，将肌腱从近节指骨陈旧性骨折与脱位处分离出来[4]。中节指骨关节面上的骨折块予以切除，并用切取合适的半钩骨进行移植，关节面应保持与背侧皮质在同一平面（图10.5）。

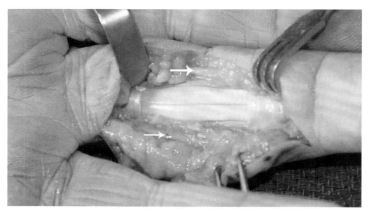

图 10.3　A2 和 A4 滑车之间切开屈指肌腱鞘管，显露深部组织，分离神经血管束（箭头）。

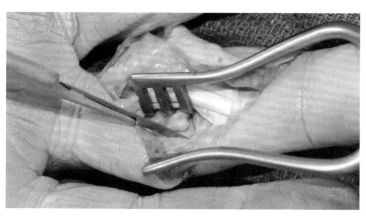

图 10.4　松解掌板远端和侧副韧带。

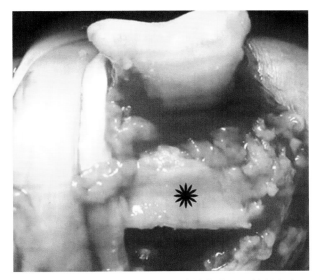

图 10.5　中节指骨反折显露 PIP 关节软骨面及缺损程度。

尽可能保留桡尺侧边缘,以利于随后的钩骨移植。中节指骨尽可能保持平坦,这种基底向远端逐渐变浅的形态,有助于关节面斜行插入移植物。其缺点是切取钩骨的尺寸均需要测量。

切取钩骨时,在腕掌关节尺背侧做一切口,显露钩骨远端关节面及第 4 和第 5 掌骨。在分离皮下组织时,注意保护好尺神经腕背支。在切取半钩骨时,应以远端关节脊为中心做两个纵向切口和近端的横向切口进行截骨。切取时可用克氏针结合骨刀或摆锯进行。切除少许钩骨背侧皮质以获得矩形而非三角形的植骨块。移植固定后,修复背侧关节囊并缝合皮肤。

半钩骨移植后的最终轮廓应该与中节指骨的基底相匹配。将植骨块与背侧皮质用一枚细克氏针进行临时固定,透视下确定移植物嵌入后是否能够形成合适的掌侧缘 (图 10.6)。用 2~3 个直径为 1.3mm 或 1.5mm 的螺钉进行最终固定。可通过 X 线透视观察关节的屈伸活动度和螺钉的位置及长度。由于植入的半钩骨关节软骨厚度大于中节指骨基底的关节

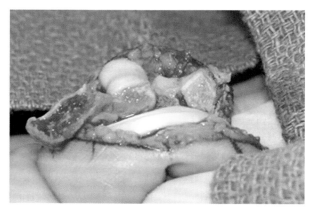

图 10.6　术中外观证实嵌入半钩骨已恢复其关节软骨面。

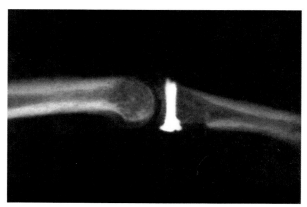

图 10.7　最终的 X 线片证实 PIP 关节复位。

软骨,因此尽管直视下关节面很匹配,但是影像学可以观察到移植物和中节指骨关节软骨下存在缝隙(图 10.7 和图 10.8)。修复掌板远端,屈肌腱腱鞘铺垫在肌腱下方或者进行切除,皮肤原位缝合。术后进行简单包扎并保持 PIP 关节屈曲 15°~20°,用夹板固定。

其他技术

为了避免骨折不愈合、过度的骨质丢失以及受区的医源性指骨骨折

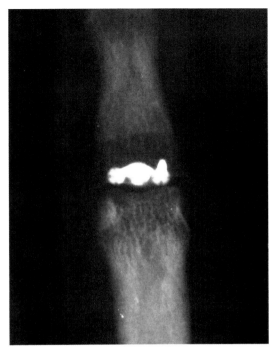

图 10.8　半钩骨关节成形术后的最终 X 线片前后位图像。

的风险，并且为更好地恢复中节指骨基底掌侧倾斜，Yang 等提出了另一种截骨的方法。在这个改进的技术中，第 4 和第 5 腕掌关节首先人为地进行掌侧半脱位，以显露钩骨远端关节面。在冠状平面截骨时应从远端关节面开始，并保持掌倾角以造成钩骨的近端部分略高于远端关节面。当植入钩骨并顺利嵌入后，中节指骨基底部将重新恢复其杯状关节软骨面[5]。

Rozen 等提出一个切取游离带血管蒂的半钩骨瓣的方法，有利于避免发展为骨关节炎的风险和关节软骨及软骨下骨坏死的风险。血管蒂由腕背动脉和静脉网组成，血管蒂分别与手指尺侧指动脉和指静脉吻合。为了保留骨膜，螺钉的置入点可以从骨瓣的外侧拧入[6]。目前尚无非血管化和血管化的半钩骨关节成形术的长期临床效果比较，但从术后早期效果来看，二者的疗效和对供区的影响均无显著差异。

康复锻炼 / 功能锻炼

半钩骨关节成形术后早期应控制水肿,减少瘢痕形成。术后 4~6 周,在背侧阻挡夹板的帮助下进行早期主动练习, 防止 PIP 关节 10°~20°的背伸。避免剧烈的手部运动,直至 X 线片显示移植骨完全愈合[7]。术后鼓励DIP 关节和掌指关节的活动。

结果

半钩骨关节成形术能够有效地减轻疼痛, 恢复 PIP 关节的功能,并有效避免了因急性和慢性损伤而导致的上肢功能障碍(表 10.1)。多数文献报道术后患者满意度高且手术失败率低[8,9]。疼痛和客观的功能评定结果与关节面受累程度无关[4]。然而,对于 6 周以内损伤的急性重建和慢性重建, VAS 疼痛率的增高和握力的减少与处理的时机有关 (表 10.1)[4]。尽管仍存在影像学上植骨的吸收[4]、残留的屈曲挛缩[4,10]以及背侧半脱位的复发[8]等,但这些均与功能的受限及疼痛的增加没有明确的相关性。骨关节炎从轻度发展至重度的情况也有发生[4,5,9],并且因患者相对年轻,我们进行了长期的随访,至今多数患者已随访超过 7 年。

供区的并发症很少被报道,出现压痛 2 例[5,11],尺神经腕背支卡压引起的神经痛 1 例(该例经神经松解后缓解)[10]。未见术后腕掌关节不稳定的报道。

补救方法

半钩骨关节成形术的目的是为了修复不稳定的粉碎性 PIP 关节软骨面。临床上,手术失败通常表现为持续性疼痛、严重的畸形或活动受限。当补救的技术非常复杂时,可考虑行硅胶关节置换术、关节融合术或截指术。

(杨勇　译)

表 10.1 半钩骨成形术术后结果统计

作者(年份)	病例数	关节受累(%)	病程	平均随访月份(月)	最终 PIP 关节的平均活动度	健侧握力(%)	残留痛	平均 DASH	并发症和修正
Williams 等(2003)[3]	13	60%	45 天(2~175)	16	85°	80%	VAS:1.3	—	疼痛(过度使用患肢或低温)6例;僵硬2例;背侧半脱位复发2例;尺侧塌陷,移植物未吸收1例
Calfee 等(2009)[4]	22	63%	急性<6周 慢性>9周	54	70°	95%	VAS:1.4(急性0.7,慢性2.5)	5(急性2,慢性9)	疼痛(低温)10例;屈肌腱滑车功能不全1例;重度屈肌腱挛缩(80°)1例;硅胶关节置换1例
Afendras 等(2010)[9]	8	61%	22 天(4~70)	60	67°	91%	VAS(0~100)静息:10(0~70)mm;VAS活动:17(0~90)mm	快 DASH:19	重度关节炎2例;轻度关节炎1例;屈肌腱松解术1例
Korambayil 等(2011)[12]	5	60%	32 天(14~90)	22	94°	—	—	—	无
Lindenblatt 等(2013)[13]	10	60%	93 天(0~371)	9	71°	95%	—	—	PIP关节松解术2例;螺钉缩短术1例;供区神经松解术1例
Yang 等(2014)[5]	11	58%	4 天(2~7)	38	85°	94.5%	VAS静息:0.27cm;VAS活动:1.2cm	4.8	影像学显示移植物吸收1例;供区压痛1例;轻度关节炎1例;螺钉移位1例

a, Williamms 等也报道了一些相关病例;VAS,视觉模拟评分法。

参考文献

1. Hastings H, II, Hamlet WP. Critical assessment of PIP joint stability after palmar lip fracture dislocations. 56th Annual Meeting of the American Society for Surgery of the Hand 2001; Baltimore, MD:(Abstract).

2. Capo JT, Hastings H, Choung E, Kinchelow T, Rossy W Steinberg B. Hemicondylar hamate replacement arthroplasty for proximal interphalangeal joint fracture dislocations: an assessment of graft suitability. J Hand Surg Am. 2008;33(5):733–9.

3. Williams RMM, Hastings H, Kiefhaber TR. PIP fracture/dislocation treatment technique: use of a hemihamate resurfacing arthroplasty. Tech Hand Up Extrem Surg. 2002;6(4):185–92.

4. Calfee RP, Kiefhaber TR, Sommerkamp TG, Stern PJ. Hemihamate arthroplasty provides functional reconstruction of acute and chronic proximal interphalangeal fracture-dislocations. J Hand Surg Am. 2009;34(7):123241.

5. Yang DS, Lee SK, Kim KJ, Choy WS. Modified hemihamate arthroplasty technique for treatment of acute proximal interphalangeal joint fracture-dislocations. Ann Plast Surg. 2014;72(4):411–6.

6. Rozen WM, Niumsawatt V, Leong JC, Ek EW. The vascular basis of the hemihamate osteochondral free flap. Part 2: Surgical anatomy and clinical application. Surg Radiol Anat. 2013;35(7):595–608.

7. McAuliffe JA. Hemihamate autograft for the treatment of unstable dorsal fracture dislocation of the proximal interphalangeal joint. J Hand Surg Am. 2009;34(10):1890–4.

8. Williams RMM, Kiefhaber TR, Sommerkamp TG, Stern PJ. Proximal interphalangeal fracture/dislocations using a hemihamate autograft. J Hand Surg Am. 2003;28A(5): 8565.

9. Afendras G, Abramo A, Mrkonjic A, Geijer M, Kopylov P, Ta M. Hemihamate osteochondral transplantation in proximal interphalangeal dorsal fracture dislocations: a minimum 4 year follow-up in eight patients. J Hand Surg Eur Vol. 2010;35E (8):627–31.

10. Lindenblatt N, Biraima A, Tami I, Giovanoli P, Calcagni M. Hemihamate autograft arthroplasty for acute and chronic PIP joint fracture dislocations. Handchir Mikrochir Plast Chir. 2013;45(1):13–9.

11. Rozen WM, Niumsawatt V, Ross R, Leong JC, Ek EW.The vascular basis of the hemi-

hamate osteochondral free flap. Part 1: Vascular anatomy and clinical correlation. Surg Radiol Anat. 2013;35(7):585–94.

12. Korambayil PM, Francis A. Hemihamate arthroplasty for pilon fractures of finger. Indian J Plast Surg. 2015;44(3):458–66.

13. Bigorre N, Rabarin F, Jeudy J, Cesari B. [Treatment for a chronic proximal interphalangeal fracture-dislocation with hemihamate arthroplasty]. Chir Main. 2014;33 (2): 148–52.

第 11 章 髁置换关节成形术和其他近指间自体骨移植术

John R. Lien,T. Greg Sommerkamp

摘 要:近指间(PIP)关节损伤伴骨软骨缺损的治疗充满挑战。若未完成 PIP 关节中心复位,会发生创伤后关节退变性改变。半钩骨关节成形术(HHRA)的适应证局限于中节指骨基底掌侧缺损但背侧皮质完整,且中节指骨基底的背侧关节面保留至少10%~20%者。其他 PIP 关节损伤包括中节指骨基底矢状面缺损、近节指骨单髁缺损、开放伤近节和中节指骨伴骨软骨缺损和孤立局灶性骨软骨缺损等。本章旨在提供针对 PIP 关节骨软骨缺损的自体骨移植方案(HHRA 之外)的概览,并展示 1 例近节指骨单髁损伤的病例。

关键词:PIP 关节 骨软骨关节成形术 近节指骨髁骨折 髁置换关节成形术

引言

 PIP 关节性损伤伴骨软骨缺损的治疗充满挑战。此类损伤可能急性期出现严重粉碎性骨折和(或)关节开放性骨折,也可能亚急性期出现愈合不良或关节周围骨折骨吸收者。可表现为疼痛、肿胀、活动度(ROM)受限、关节畸形和旋转畸形。若未完成 PIP 关节同轴复位,会发生创伤后关节退变性改变。

 半钩骨关节置换成形术可有效治疗严重 PIP 关节背侧骨折与脱位。然而,HHRA 的适应证局限于中节指骨基底掌侧缺损但背侧皮质完整,且中节指骨基底的背侧关节面保留至少 10%~20%者。其他 PIP 关节损伤包括中节指骨基底矢状面缺损、近节指骨单髁缺损开放伤近节和中节指骨伴骨软骨缺损和孤立局灶性骨软骨缺损等。

本章旨在提供针对近指间关节骨软骨缺损的自体骨移植方案(HHRA 之外)的概览,并展示 1 例近节指骨单髁损伤的病例。

治疗方案

考虑自体骨移植重建之前,如果骨折相对急性且碎片大小合适,必须考虑切开复位内固定或其他维持稳定复位的方法。对愈合不良者,如果关节面未受累且骨量足够,考虑截骨内固定术。其他方法包括移植物关节成形术和关节融合术。患者因素如活动量水平、年龄和并发症等对治疗决策的选择也很重要。理想的自体骨移植重建候选患者为年轻、活动量较大且有保留关节活动意愿的患者。

目前有很多自体骨移植方法的报道,但大部分预后数据来源于小样本的病例系列。

全关节转移术

带血管第 2 足趾关节转移术可有效治疗近端和远端关节丢失,甚至伴背侧组织缺损[1]。另外,对儿童患者而言,骨骺仍存在生长潜能。然而,该方法对显微外科技术要求高,并导致(足趾)受损。此外,关节屈曲挛缩和伸直受限伴活动度下降是此方法的常见结果。

废弃的同指或异指关节可作为"部件"进行带血管移植来治疗关节创伤。与足趾关节转移一样,此方法可处理全关节损毁伴组织缺损。由于供指因其他损伤无法挽救,此类方法并不造成额外创伤。文献报道包括岛状和游离关节转移,包括 PIP 关节或 DIP 关节[2]。

部分关节重建术

自体骨软骨转移术使用来自钩骨或膝部供区的骨软骨栓[3,4]。此法可用于近或中节指骨关节面,且可用于治疗局灶性骨关节缺损。然而,为了维持嵌压固定(press-fit fixation),需要关节软骨或皮质边缘完整。

不带血管半足趾自体移植术可用于重建近节指骨髁[5]和中节基底矢

状面全厚度缺损(累及掌背侧皮质)[6]。形态测量研究显示,第 3 足趾近节趾骨远端关节面和中节趾骨内侧基底与 PIP 关节受区最为接近[7]。

肋软骨膜表面重建可提供纤维软骨关节面但无法代偿骨性缺损和伴发的成角畸形。此外,随访发现存在显著的关节僵硬问题[8]。软骨-软骨膜复合体移植也有报道,但也只是作为补救性关节成形术[9]。肋软骨自体移植重建术可针对骨缺损提供结构支撑,并生成透明软骨[10],但也存在关节僵硬的问题,有一病例系列报道活动度平均仅为 33°[11]。采集供区导致的潜在问题可能很严重,虽然可能性较小。

第 2 和第 3 腕掌(CMC)关节的部分可切取作为不带血管的骨关节自体移植,用于重建近节指骨髁(头状骨供)和中节指骨基底(掌骨基底供)缺损[12]。另外,带血管蒂的头状骨远侧骨瓣,带第 2 或第 3 掌背动脉,可用于重建近节指骨单髁缺损。移植物带血管可帮助软骨细胞的融合与存活,理论上具有优势。虽然未观察到缺血性坏死(AVN)现象,15 例接受骨瓣自体移植术的患者中有 3 例随访中出现 PIP 关节间隙狭窄[13]。

第 4 和第 5 掌骨(MC)基底形态学上可作为潜在的近节指骨髁置换成形术的供区[14]。掌骨基底较小,其曲度半径(ROC)与指骨髁高度相似,且供区和受区的这种相似关系不随手大小变化而改变。1 个临床病例显示,使用第 5 掌骨基底骨关节自体移植重建,随访平均4.8 年,效果可接受。

临床病例

临床问题

患者,男性,21 岁,右利手,右手示指近节指骨尺侧髁粉碎性骨折。最早由骨科医生将示指与相邻的中指用绑带固定在一起。6 个月后患者出现关节僵硬、活动受限、PIP 关节疼痛和 PIP 关节成角(旋转)畸形。

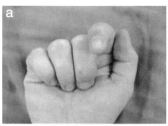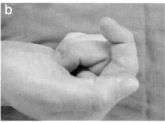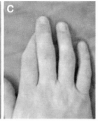

图 11.1　术前体格检查发现:尺侧偏斜、旋后畸形、PIP 关节活动度受限。

体格检查

就诊时主动关节活动度:MP 为+20°~85°、PIP 为 26°~56°、DIP 为 4°~65°。被动关节活动度:MP 为+25°~90°、PIP 为 20°~60°、DIP 为 0°~70°。PIP 关节存在尺偏(20°)和旋后(10°)畸形(图 11.1)。影像学提示尺侧髁愈合不良,伴髁高度丢失,骨吸收和骨性屈曲阻挡畸形(图 11.2a)。

治疗:髁置换关节成形术(CRA)

我们推荐使用小掌骨基底作为骨软骨自体移植来源的 CRA。此移植的依据包括最小化供区受累、技术实用性和与正常髁形态的相似性[14]。

通过尺侧正中入路显露示指尺侧髁。沿侧腱束掌侧锐性分离斜支持韧带。可见关节囊,行关节囊切开。尺侧副韧带(UCL)起点自损伤的尺侧髁行骨膜下剥离,保留用于随后的 UCL 重建。PIP 关节随后采用改良"短枪"法以完整的桡侧副韧带为轴完全显露 PIP 关节。显露 PIP 关节后,可见尺侧髁退行性改变。随后,分辨并切除阻挡屈曲的骨部分。术中屈曲活动度从 60°恢复至 90°(图 11.2b),但是尺偏和旋后畸形依然存在。尺侧髁粉碎性骨折畸形愈合无法重建,通过前后平面的斜行截骨切除。斜行截骨提供最大的松质骨表面,以支撑和保全移植骨并促进快速再血管化。

随后,通过约 2cm 长横行切口显露小指 CMC 关节。自尺侧腕伸肌和第 5 指伸肌肌腱之间显露 CMC 关节。切开关节囊,并确保自钩骨侧剥离 CMC 韧带尺侧部分,并保留其中一部分连接在小指掌骨尺侧基底,用于

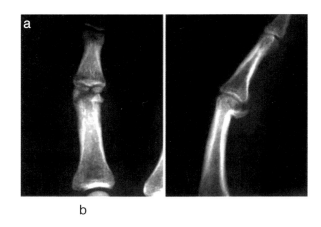

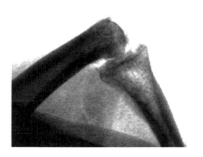

图 11.2 影像学显示术前(a)和术中(b)示指 PIP 关节。(a)术前片显示近节指骨尺侧髁愈合不良。(b)术中片显示切除畸形尺侧髁后屈曲活动恢复。

随后缝合重建 PIP 关节尺侧副韧带。测量髁缺损大小,并自小指 MC 基底尺侧部分采集移植骨块(图 11.3a–c)。必要时,可将部分尺侧腕伸肌肌腱止点自附着处向远端反折,以获取足量的骨移植材料(图 11.3b)。移植骨要包括全部掌背侧部分,但桡尺侧取骨范围依需求而定。采集移植骨后,测试残留 CMC 关节的稳定性,直接测试可握住残留的完整基底并尝试使关节脱位,间接测试可屈伸腕掌关节并观察半脱位,本病例未出现不稳定。

采集后,将移植骨恰当放置于近节指骨缺损处,并使用克氏针临时

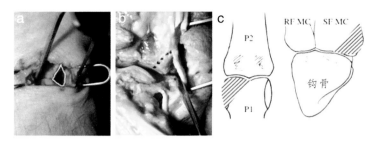

图 11.3 (a,b)小指掌骨基底采集(右侧为尸体),(c)小指掌骨基底供区和近节指骨受区示意图。

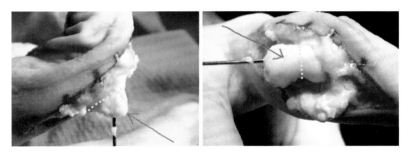

图 11.4 髁置换自体移植临时固定。红色箭头示 CRA 移植,黄色虚线示截骨区域。

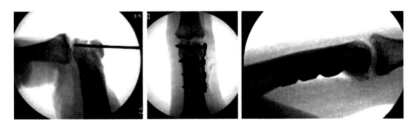

图 11.5 CRA 移植的临时固定和使用 1.5mm A.O./Synthes 微型髁钢板的确切固定。

固定(图 11.4)。随后在临时固定基础上使用 1.5mm A.O./Synthes 微型髁钢板进行确切固定。术中影像显示对线对位极好,后用一颗穿过 CRA 移植骨并穿入桡侧髁的 1.5mm 螺钉替换克氏针(图 11.5)。放置移植骨时很重要的一点是,如果移植骨前后向过大,向后方放置。这样,如果需要修剪过多的移植骨,掌侧的关节面轮廓能够保留,从而仍可达到最大屈曲度。放置并修剪后,PIP 关节完成复位。随后将尺侧副韧带修复至移植骨保留的 CMC 韧带。测试稳定性和活动度。

术后使用掌侧夹板固定。术后 48 小时开始全主动活动度锻炼,术后一周开始主动被动活动度锻炼。10 周示指对线良好,PIP 关节主动关节活动度(10°~90°)改善,36 周后轻度减小(25°~90°)。术后 24 个月代表性 X 线显示,移植骨完全融合,关节间隙保留,未见缺血性坏死征象(图11.6)。36 个月时,患者诉 1.5mm 微型髁内置物突出的"肩部"有紧张感,随后成功行内置物移除、肌腱粘连松解和关节囊切除术。内置物移除时获取的小块周围关节边缘的软骨钻孔标本显示伴大量软骨细胞的活透明软骨组织(图 11.7)。48 个月最终主动关节活动度 PIP 关节为 15°~95°、远指间关节为 0°~65°。48 个月 X 线显示,CRA 移植骨融合、再血管化良好,未见 AVN 或创伤后关节炎的影像学表现(图11.8)。未见供区不稳定或关节融合。

讨论

在我们早期的实验室研究中[14],我们从形态学上评估了小指和环指掌骨作为潜在供区用于近节指骨单髁置换。评估的两个供区中,只有小指

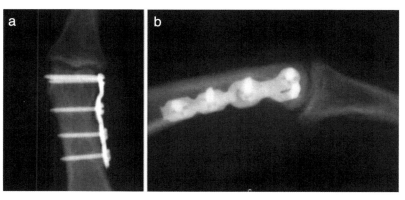

图 11.6　术后 2 年影像学显示移植骨与宿主骨融合,未见 AVN 征象,关节间隙保留。

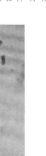
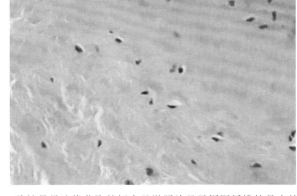

图 11.7 CRA 移植骨最边缘获取的标本显微照片显示周围纤维软骨中的活软骨细胞。

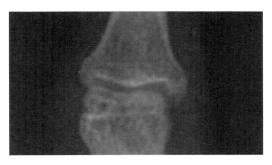

图 11.8 术后 4 年内置物移除后 PIP 关节的 X 线片。注意尺侧髁影像密度正常,未见迟发节段性塌陷,关节间隙保留良好。

MC 基底部能提供足够的移植骨量,以完成指骨髁所有维度的表面重建。两个供区无论在前–后维度还是尺–桡维度均能提供足够的移植骨。但当评估掌侧宽度时, 只有小指掌骨基底较受区髁有更多的骨软骨存量,从而为进一步调整提供余量。另一方面,环指 MC 基底提供的骨量刚好够用,从而无法为调整掌侧的偏差提供足够余量。另外,因为需采集全部掌侧面,环指 CMC 的稳定性值得关注。对小指 MC 基底而言,这点无需顾虑,因为在所有维度骨量均足够。

虽然环指 MC 基底有足够骨量来重建某些髁，但另一个不利因素是，它的曲度半径较大，不是特别适合用于髁重建。小指 MC 基底的曲度半径与指骨髁更为相似。此外，回归分析显示，若小指 MC 基底作为供区，供区和受区 ROC 的关联更强。因而，术者可确信供区和受区的相关性为常量，而与手部大小的变化无关。

小指掌骨尺侧和桡侧基底均可使用；然而，尺侧基底更易采集。桡侧基底与环指 MC 接壤，从而比较难采集。无论在尸体准备还是临床示例中，我们均采用尺侧基底来重塑尺侧髁，然而，相同的尺侧髁在恰当旋转后也可用于重塑桡侧髁。

尺侧两指的桡侧髁较尺侧髁更易骨折[16]。而桡侧两指相反，即尺侧髁较桡侧髁更易骨折。有趣的是，通过我们之前的研究测量表明，更易骨折的髁通常是较大的髁[14]。小指 MC 移植骨的曲度半径大于所有原位髁，所以也更适合易骨折的更大的髁。这使得易受损的髁更适合采用小指 MC 供 CRA 移植。

供区骨性关节炎发生是采集后的正常担忧。当前研究显示，移植骨采集并不影响 CMC 的稳定性。因而，既然采集后 CMC 关节稳定，发生 OA 的可能性小于发生不稳定的关节。Williams 等研究显示，在其半钩骨采集用于半钩骨关节成形术的系列病例中，未见供区病态发生[17]，这与 Calfee 等[18]进行的 10 年随访研究一致。

自体移植重建的另一担忧是骨软骨移植骨的存活。Williams 等的研究显示，使用远端钩骨骨软骨移植治疗向背侧 PIP 关节骨折与脱位移植骨全部存活[17]。单髁置换相关研究结果一致[19,17]。然而，用于重建双髁的移植骨成功率较低[12]。本章报道了 1 例病例，经过最终 48 个月的随访，单髁置换移植骨存活，影像学表现正常（图 11.8），组织学显示有活的软骨细胞（图 11.7）。

我们的研究已经表明，小指 MC 基底作为骨软骨供区用于重塑近节指骨髁大小合适。另外，移植骨越容易采集对 CMC 稳定性影响越小。就之前讨论的用于髁重建的自体骨移植物而言，我们认为小指 MC 基底部是理想的供区材料。

采用小指 MC 尺侧基底的髁置换关节成形术急性和慢性情况均可能适用。急性时,CRA 可能用于髁严重粉碎性骨折伴关节面不能重建或电锯伤髁完全损毁伤。也可用于中节指骨基底几乎未受累的髁骨折愈合不良伴创伤后骨性关节炎这种慢性情况。

(赵经纬 刘波 译)

参考文献

1. Tsubokawa N, Yoshizu T, Maki Y. Long-term results of free vascularized second toe joint transfers to finger proximal interphalangeal joints. J Hand Surg Am. 2003;28A: 443–7. doi:10.1053/jhsu.2003.50087.

2. Foucher G, Lenoble E, Smith D. Free and island vascularized joint transfer for proximal interphalangeal reconstruction: a series of 27 cases. J Hand Surg Am. 1994;19A:8–16. doi:10.1016/0363–5023(94)90217–8.

3. Ozyurekoglu T. Multiple osteochondral autograft transfer to the proximal interphalangeal joint: case report. J Hand Surg Am. 2010;35A:931–5. doi:10.1016/j.jhsa.2010.02.034.

4. Yamagami N, Yamamoto S, Tsujimoto Y, Uchio Y. Osteochondral autograft transplantation for malunited intra-articular fracture of the proximal interphalangeal joint: a case report. Arch Orthop Trauma Surg. 2013;133:135–9. doi:10.1007/s00402–012–1622–4.

5. Gaul JS. Articular fractures of the proximal interphalangeal joint with missing elements: repair with partial toe joint osteochondral autografts.J Hand Surg Am. 1999;24A:78–85. doi:10.1053/jhsu.1999.jhsu24a0078.

6. Pirani AA, Rao A, Sharma S. Traumatic proximal interphalangeal joint reconstruction with an autologous hemi-toe osteochondral grab: case report. J Hand Surg Am. 2013; 38A:1320–3. doi:10.1016/j.jhsa.2013.03.045.

7. Hendry JM, Mainprize J, McMillan C, Binhammer P. Structural comparison of the finger proximal interphalangeal joint surfaces and those of the third toe: suitability for joint reconstruction. J Hand Surg Am. 2011;36A:1022–7. doi:10.1016/j.jhsa.2011.01.047.

8. Seradge H, Kutz JA, Kleinert HE, Lister GD, Wolff TW, Atasoy E. Perichondrial

resurfacing arthroplasty in the hand. J Hand Surg Am.1984;9A:880 –6. doi:10.1016/ S0363–5023(84)80072–6.

9. Takayama S, Nakao Y, Horiuchi Y, Itoh Y. Arthroplasty of MP and PIP joints using a chondroperichondrial graft. Tech Hand Up Extrem Surg. 1998;2(2):115–8. doi:10.1097/ 00130911–199806000–00005.

10. Sato K, Sasaki T, Nakamura T, Toyama Y, Ikegami H. Clinical outcome and histologic findings of costal osteochondral grabs for cartilage defects in finger joints. J Hand Surg Am. 2008;33A:511–5. doi:10.1016/j.jhsa.2008.01.003.

11. Zappaterra T, Obert L, Pauchot J, Lepage D, Rochet S, Gallinet D, et al.Post-traumatic reconstruction of digital joints by costal cartilage grafting:a preliminary prospective study. Chir Main. 2010;29:294–300.doi:10.1016/j.main.2010.07.003.

12. Ishida O, Ikuta Y, Kuroki H. Ipsilateral osteochondral grafting for finger joint repair. J Hand Surg Am. 1994;19A:372–7. doi:10.1016/0363–5023(94)90048–5.

13. Zhang X, Fang X, Shao X, Wen S, Zhu H, Ren C. Osteoarticular pedicle flap from the capitate to reconstruct traumatic defects in the head of the proximal phalanx. J Hand Surg Am. 2012;37A:1780–90. doi:10.1016/j. jhsa.2012.05.004.

14. Hernandez JD, Sommerkamp TG. Morphometric analysis of potential osteochondral autografts for resurfacing unicondylar defects of the proximal phalanx in PIP joint injuries. J Hand Surg Am. 2010;35A:604–10.doi:10.1016/j.jhsa.2009.12.041.

15. Cavadas PC, Landin L, Thione A. Reconstruction of the condyles of the proximal phalanx with osteochondral grafts from the ulnar base of the little finger metacarpal. J Hand Surg Am. 2010;35A:1275–81. doi:10.1016/j.jhsa.2010.04.013.

16. Weiss AP, Hastings H. Distal unicondylar fractures of the proximal phalanx. J Hand Surg Am. 1993;18A:594–9. doi:10.1016/0363–5023(93)90297–G.

17. Williams RM, Kiefhaber TR, Sommerkamp TG, Stern PJ. Treatment of unstable dorsal proximal interphalangeal fracture/dislocations using a hemihamate autograft. J Hand Surg Am. 2003;28A:856–65. doi:10.1016/S0363–5023(03)00304–6.

18. Calfee RP, Kiefhaber TR, Sommerkamp TG, Stern PJ. Hemihamate arthroplasty provides functional reconstruction of acute and chronic proximal interphalangeal frac-ture-dislocations. J Hand Surg Am. 2009;34A:1232–41. doi:10.1016/j.jhsa.2009.04.027.

19. Bury TF, Stassen LP, van der Werken C. Repair of the proximal interphalangeal joint with a homograft. J Hand Surg Am. 1989;14A:657 –8.doi:10.1016/0363 –5023 (89)

90185–8.

20. Hasegawa T, Yamano Y. Arthroplasty of the proximal interphalangeal joint using costal cartilage grafts. J Hand Surg Br. 1992;17B:583–5. doi:10.1016/S0266–7681(05) 80248–7.

第12章 关节置换成形术：是否适用于近指间关节骨折与脱位

H.L. Baltzer，Steven L.Moran

摘　要：在出现创伤性关节炎的情况下，近指间（PIP）关节的重建是一个具有挑战性的问题。当 PIP 关节术前仅有很小的活动范围时，可行关节融合术。当手指疼痛且僵硬的时候，可以行截指术。但是截指通常不是一线治疗方法，而是一个关节重建手术失败后的补救措施。对于那些希望保留一些关节活动度和拒绝融合的患者，可以进行关节重建手术，方法包括带血管的足趾关节移植、不带血管的自体半钩骨移植和关节置换成形术。许多材料被尝试用于 PIP 关节置换，包括硅胶[1]、钛[2]、钴、铬和聚乙烯[3]。在美国，PIP 关节硅胶假体置换的历史最久。但是其非解剖型设计、使用寿命有限和稳定性不佳的缺点，使其对于年轻、有活力的患者来说，不是一个理想的选择。PIP 关节成形术的新方法中包括使用热解炭。本章详细介绍了 PIP 关节创伤后热解炭假体置换术的应用。

关键词：关节成形术　PIP 关节　热解炭　半关节成形术

引言

在出现创伤性关节炎的情况下，PIP 关节的重建是一个具有挑战性的问题。当 PIP 关节术前仅有很小的活动范围时，可行关节融合术。当手指疼痛且僵硬的时候，可以行截指术。但是截指通常不是一线治疗方法，而是一个关节重建手术失败后的补救措施。对于那些希望保留一些关节活动度和拒绝融合的患者，可以进行关节重建手术，方法包括带血管的足趾关节移植、不带血管的自体半钩骨移植和关节置换成形术。许多材料被尝试用于 PIP 关节成形术，包括硅胶[1]、钛[2]、钴、铬和聚乙烯[3]。在美国,PIP 关节硅胶假体置换的历史最久。但是其非解剖型设计、使用寿命有限和稳定性不佳的缺点,使得其对于年轻、有活力的患者来说,不是一个理想的选择。

其他 PIP 关节成形术的方法在美国也开始流行起来,其中包括热解炭假体 PIP 关节成形术。热解炭假体是 20 世纪 70 年代晚期被设计用于掌指关节置换的非限制性、生物学惰性和解剖型假体。热解炭具有生物相容性,其弹性模量与骨皮质相似,据推测其可有助于减弱骨假体界面的应力[4,5]。热解炭假体由石墨芯和热解炭涂层组成,这种涂层材料为丙烷加热至 1300℃所制成[5]。假体使用时,采用压配式而非骨水泥固定。非骨水泥技术避免了潜在的使用骨水泥带来的并发症,并且在翻修时更加容易,骨量丢失显著减少。

热解炭(Ascension Orthopedics, 奥斯汀, 得克萨斯)PIP 关节成形术是由美国 FDA 于 2002 年批准使用的。使用说明中指出,使用低磨损、化学惰性的假体材料, 同时对近节指骨头和中节指骨基底进行表面置换。如果创伤仅造成一个关节面受损,则可行半关节成形术;但是这是使用说明之外的应用方法。本章我们将介绍和讨论全 PIP 关节成形和半关节成形病例各 1 例。

在创伤后 PIP 关节热解炭假体置换术中, 要着重考虑骨的完整性和软组织覆盖情况。必须保留一些侧副韧带。此外,必须有充足的骨量来支撑假体,以及充分的髓内空间来容纳假体柄。软组织受损和存在活动性或慢性感染的证据,是热解炭假体关节成形术的禁忌证[6]。在术前讨论热解炭假体关节成形术的手术风险时, 手术医生应该讨论假体脱位、假体下沉、骨折、感染的可能性,以及如果关节成形术失败,将来需要进行关节融合的可能。文献报道,创伤后 PIP 关节热解炭假体关节成形术的翻修率高达 33%[7]。

报道创伤后 PIP 关节热解炭假体成形术结果的文献数量有限,并且是回顾性的。最近一篇系统性综述比较了创伤后 PIP 关节成形术,包括带血管足趾关节移植、硅胶假体置换和热解炭假体置换的结果,发现PIP关节平均活动度分别为 37.9°、44.11°和 43.11°[7]。热解炭假体的数据来自两个小样本的回顾性病例组,结果发现术后 PIP 关节活动度没有显著性改变,但是术后握力和捏力显著增加[8,9]。

本章我们将展示 2 例创伤后 PIP 关节热解炭假体成形术的病例,包括使用说明书之外的半关节成形术。

病例 1:热解炭关节成形术在 PIP 关节骨折与脱位中的应用

患者,男性,18 岁,一年前遭受右手小指近节指骨髁骨折。当时,在其他医院进行了初始治疗,包括骨折闭合复位、经皮克氏针固定。不幸的是,出现了针道感染,并且累及关节面。结果,右手小指 PIP 关节发生持续性肿胀和疼痛以及顽固性的关节活动痛性受限。无其他病史。

体格检查发现,受累的右手小指不再有感染的征象。但是出现早期"钮孔畸形",PIP 关节背伸-40°,主动屈曲 65°。上肢其他部分的检查均正常。影像学检查显示,近节指骨尺侧髁畸形愈合,并发 PIP 关节创伤性关节炎,关节面出现进行性骨溶解(图 12.1a–c)。没有放射性透亮区存在提示进行性的感染过程,骨扫描结果显示骨髓炎阴性。

我们为患者提供了 3 种手术方案供选择,包括 PIP 关节热解炭假体成形术、关节融合术或截指。考虑他的年龄、渴望保留 PIP 关节活动度以及没有持续性感染等情况,该患者非常适合行保留关节活动的关节成形术。

对该患者小指 PIP 关节进行了热解炭假体成形术(后面会详细介绍手术步骤)。术后 4 周时,对其进行了随访和评估,发现一侧假体脱位(图 12.2a),为此我们将患者带回手术室进行了人工关节翻修术。翻修术后的结果如图 12.2b1–3。最近的随访(术后 2 年),患者报告关节活动不伴疼痛,并对手术结果表示满意。他还报告该关节不再是其疼痛的来源和关注点。体格检查显示 PIP 关节背伸-15°,屈曲 55°(图 12.3a)。其 DIP 关节背伸-15°,主动屈曲 15°。掌指关节活动度正常。影像学检查显示关节力线良好,但存在轻度的假体下沉(图 12.3b)。

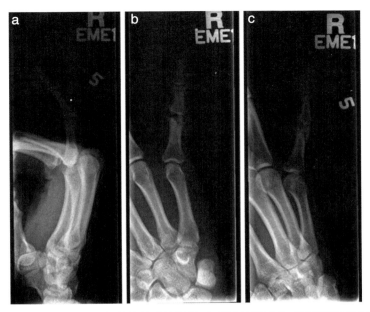

图 12.1　小指近节指骨尺侧髁骨折后的情形，出现了针道感染、早期拔除克氏针及近节指骨头畸形愈合等并发症。PIP 关节出现了创伤性骨关节炎，近节指骨头关节面发生进行性骨溶解。

病例 2：PIP 关节热解炭假体半关节成形术

　　患者，男性，16 岁，左手小指近节指骨桡侧髁骨折合并 PIP 关节脱位，切开复位内固定术后 6 个月。原始损伤发生在足球比赛中。在其他医院尝试进行了切开复位、微型螺钉内固定术。术后患者出现痛性、有症状的关节炎，并来我院就诊，讨论进行关节面重建的方法。该患者其他方面健康。体格检查显示 PIP 关节向桡侧偏斜，且只有 10°的主动屈曲，伴极度疼痛。

　　X 线片显示关节炎主要累及近节指骨头（图 12.4）。桡侧髁已经发生了明显的骨吸收，造成近节指骨关节面的不一致和微型螺钉突出进入关

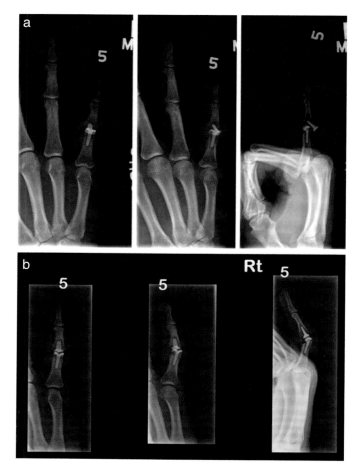

图 12.2 （a）PIP 关节热解炭假体成形术后 4 周。患者出现假体脱位，需要重新回到手术室进行关节翻修术。（b)PIP 关节翻修后，假体的位置良好。

节面桡侧。中节指骨关节面显示完整无破坏。

　　我们提供热解炭假体半关节成形术和带血管的足趾关节移植术两种关节重建的方法供患者选择。患者选择进行热解炭假体半关节成形术。

　　术后，患者配合良好，并开始进行小幅度的关节活动训练。最后一次

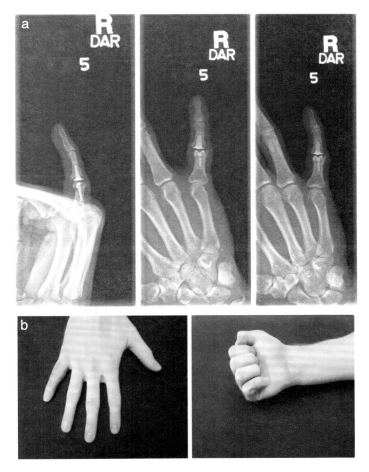

图 12.3　PIP 关节热解炭假体成形术后 2 年。(a)患者保持无疼痛的关节活动，对结果表示满意。(b)X 线评估显示术后第 2 年时，假体力线良好，但存在轻度下沉。

随访时(术后 18 个月)，患者关节活动无疼痛。小指掌指关节、PIP 关节、DIP 关节的主动活动度分别为 20°~100°、1°~60° 和 0°~70°。X 线片显示假体位置良好，假体周围无透亮区(图 12.5)。

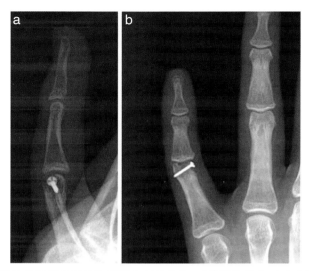

图 12.4 X 线片显示近节指骨桡侧髁出现骨吸收,近节指骨关节面不对称。微型螺钉突出至关节面的桡侧。中节指骨关节面完整无破坏。

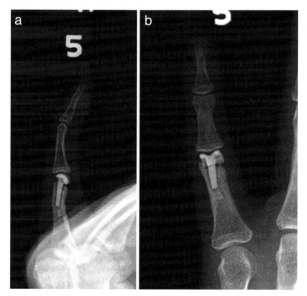

图 12.5 小指 PIP 关节热解炭假体半关节成形术后 12 个月。

手术技巧：热解炭 PIP 关节成形术

全身麻醉、区域麻醉或手局部麻醉均适用于本手术。我们推荐使用区域麻醉或局部麻醉。推荐使用止血带。

关节显露

采用 PIP 关节背侧纵向切口，长约 2.5cm，显露 PIP 关节。在这些病例中，术前均存在前次手术遗留的尺背侧切口瘢痕。辨认好伸肌装置，掀起全厚皮肤和皮下组织瓣。我们推荐采用伸指肌腱劈开入路显露关节；也可以采用 Chamay 入路来显露关节（图 12.6a，b）。如果采用伸指肌腱劈开入路，取 PIP 关节背侧行纵向切口，切开伸指肌腱中央束，仔细将其从中节指骨基底剥离开。将 PIP 关节置于屈曲位，伸指装置向两侧拉开，显露关节面（图 12.7）。

近节指骨关节面和髓腔准备

处理关节表面，为植入 Ascension 公司的 PIP 关节热解炭假体做好准备（奥斯汀，得克萨斯）。本例患者远端和近端假体的型号分别为 10 和 20。将一枚直径 0.035 英寸的克氏针从近节指骨头关节面侧面观的背侧与中间 1/3 交界处钻入，且位于指骨矢状面的中央。这些步骤都需要透视确认，以便在近节指骨获得一个位于中央的开始点。拔除克氏针，使用开髓锥子扩大髓腔，直至能容纳力线锥子进入髓腔。当插入力线锥子后，装上力线导向器。力线锥子置入后应该与近节指骨背侧表面以及骨的长轴相平行。需要透视确认力线锥子的位置。去除力线导向器，装上垂直截骨导向器，其位置距离侧副韧带近侧止点 0.5~1.0mm。使用微型摆锯来截除近节指骨的关节面，去除力线锥子。保留切下来的骨质，以使用来打压植骨。

然后扩大近节指骨髓腔，直到扩髓器充满髓腔，并位于髓腔中央。这需要透视来确认。有时需要用磨钻在非常坚硬的骨头上开孔，但是在髓腔内尽量避免使用磨钻。如果在髓腔内使用了磨钻，推荐采用打压植骨

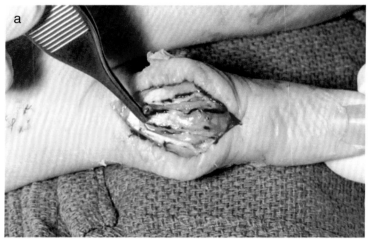

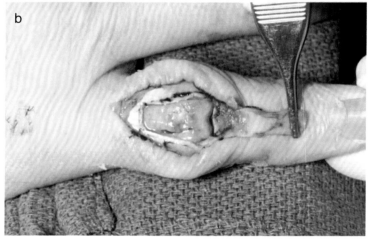

图 12.6 （a）采用 Chamay 入路显露 PIP 关节，在伸肌装置远端保留远端蒂的腱瓣，保留中央腱束的止点。（b）采用此入路，能很好地显露 PIP 关节。

术。在本病例中，型号为 20 的扩髓器充满髓腔。在此阶段，透视影像对于确认所开的隧道是否位于髓腔的中央非常重要。

关节面准备的最后一个步骤，是近节指骨头斜行掌侧截骨。选取与

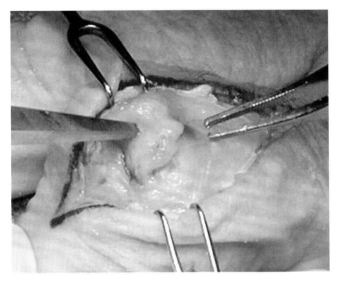

图 12.7　采用纵行劈开伸指肌腱入路，将伸肌装置向两侧拉开，显露 PIP 关节面。

最后扩髓器尺寸相同的斜行截骨导向器，将其完全插入近节指骨髓腔。导向器的位置必须与垂直截骨相反。确认斜行截骨导向器无旋转非常重要，否则最终会导致热解炭假体旋转畸形。然后，将微型摆锯插入导向器进行斜行截骨（图 12.8）。

中节指骨关节面和髓腔准备

　　将关节过度屈曲，切除骨赘，将一枚直径 0.035 英寸的克氏针从中节指骨基底关节面的背侧与中间 1/3 交界处钻入，术中透视确认克氏针位置。远端假体植入位置不能太靠近掌侧。然后插入开髓锥，使用侧切磨钻开大钻孔，直到缺损足以容纳远端扩髓器（图 12.9）。然后使用侧切磨钻切除关节面，保留伸指肌腱中央腱束。使用远端尺寸模板来判定关节面是否已经打磨得足够平滑，并能够正式安装假体。与近端假体相同，目标是插入尽可能大的假体，并能位于髓腔中央。远端假体的尺寸可以小于

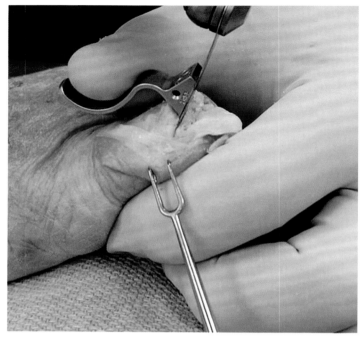

图 12.8 安装斜行截骨导向器。

或大于近端假体,但是我们推荐使用与近端假体型号相同的远端假体。

试模和选择最终假体

植入尺寸适当的近端和远端假体试模。此时关节应该具有完全的活动度,侧方应力下关节稳定,以及牵拉时关节轻度松弛。如果关节太松弛,则必须更换一个更大尺寸的近端或远端假体。在安装最终假体之前,使用克氏针在中节指骨基底钻两个背侧孔,用以重建伸指肌腱中央腱束的止点。在植入最终假体之前,先将中央腱束止点缝合至背侧孔。然后植入最终假体,注意保持力线。最后的术中 X 线片对于确保假体处于合适的位置至关重要。

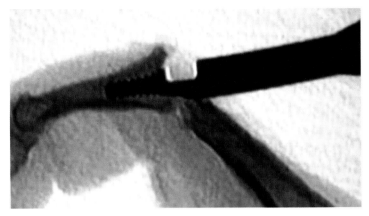

图 12.9　在中节指骨髓腔内插入远端扩髓器。

闭合伤口

通过穿过中节指骨基底的缝合线，将伸指肌腱中央腱束远端腱瓣重新固定至远端附着点。近端伸肌装置采用 3.0 不可吸收线修复，皮肤使用不可吸收线缝合。敷料和掌背侧支具维持 PIP 关节和 DIP 关节轻度的屈曲位，掌指关节屈曲约 70°。

近节指骨表面置换的半关节成形术的改良（病例 2）

手术切口与前者相同，但是在中节指骨基底需要保留少量的中央腱束，以便关节成形后重建中央腱束。或者利用穿过中节指骨的骨道来重建中央腱束止点。使用不可吸收线修复伸指肌腱中央束，采用编织缝线闭合伤口。本章展示的半关节成形病例，仅仅对近节指骨进行了准备，方法与上述方法相同。使用的 Ascension 热解炭假体（奥斯汀，得克萨斯）型号为 20。

（刘坤　译）

参考文献

1. Swanson AB, de Groot Swanson G. Flexible implant resection arthroplasty of the proximal interphalangeal joint. Hand Clin. 1994;10:261–6.

2. Brown AR, Claassen E. In situ analysis of antibody-forming cells from the BALB/c CRIc idiotype family: idiotopic heterogeneity among clustered cells. Cell Immunol. 1989;119:1–13.

3. Linscheid RL, Murray PM, Vidal MA, et al. Development of a surface replacement arthroplasty for proximal interphalangeal joints. J Hand Surg [Am]. 1997;22:286–98.

4. Beckenbaugh RD. Arthroplasty of the metacarpophalangeal joint using pyrocarbonate implants. Orthopade. 2003;32:794–7.

5. Cook SD, Beckenbaugh RD, Redondo J, et al. Long-term follow-up of pyrolytic carbon metacarpophalangeal implants. J Bone Joint Surg Am. 1999;81:635–48.

6. Integra. Integra PIPJ arthroplasty surgical technique guide. 14th edition. www. integralife.com.

7. Squitieri L, Chung KC. A systematic review of outcomes and complications of vascularized toe joint transfer, silicone arthroplasty, and PyroCarbon arthroplasty for posttraumatic joint reconstruction of the finger. Plast Reconstr Surg. 2008;121:1697–707.

8. Bravo CJ, Rizzo M, Hormel KB, et al. Pyrolytic carbon proximal interphalangeal joint arthroplasty: results with minimum two-year follow-up evaluation. J Hand Surg [Am]. 2007;32:1–11.

9. Nunley RM, Boyer MI, Goldfarb CA. Pyrolytic carbon arthroplasty for posttraumatic arthritis of the proximal interphalangeal joint. J Hand Surg [Am]. 2006;31:1468–74.

第 13 章　近指间关节融合

Sidney M. Jacoby,Michael P. Gaspar

摘　要:患者,男性,42 岁,在非优势手小指近指间(PIP)关节骨折与脱位 10 周后就诊于我科。X 线片显示中节指骨掌侧基底部的压缩骨折伴随持续的 PIP 关节背侧半脱位。患者主要症状为关节疼痛。其强烈希望有最短的康复时间及将来不需要再次手术,因其为园林工作者,需要尽快恢复工作。其治疗为小指 PIP 关节一期融合,手术提供可预期的效果、稳定的关节、可缓解疼痛,使患者可相对快速地返回工作岗位,并最大限度减少将来再次手术的可能。

关键词:PIP　融合　关节融合　加压　螺钉　无头　慢性　骨折　脱位

病例展示

患者,男性,42 岁,右利手,左手小指受伤 10 周后就诊于我科。患者描述其作为园林工作者修剪树枝时手指受到过伸外力。自从受伤,小指持续疼痛、肿胀,PIP 关节活动受限。同时患者主诉自觉左手握力下降。否认麻木,近期刚获得健康保险,故推迟就诊。患者既往无特殊病史。患者为自谋职业的园林工作者,强调要求尽快返回工作岗位。患者否认有吸烟史、吸毒史及饮酒史。

体格检查

视诊见左手小指明显肿胀,PIP 关节畸形。PIP 关节不能完全伸直,远指间(DIP)关节活动受限。PIP 关节压痛,被动活动引出疼痛。毛细血管反应及指尖两点辨别觉位于正常范围。掌指关节及 DIP 关节被动活动范围正常。

诊断

X 线片显示中节指骨基底部掌侧压缩骨折,近节指骨持续背侧半脱位(图 13.1)。骨折累及中节指骨关节面的 30%以上。

治疗方案

不稳定的 PIP 关节骨折与脱位有多种手术治疗方法，主要的方法包括切开复位内固定,固定方法有骨折块间螺钉、克氏针辅助背侧阻挡夹板、动态外固定器。而在受伤时间超过 6 周的慢性损伤中作用有限。

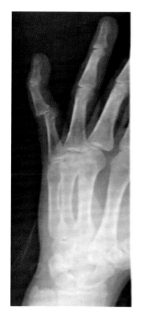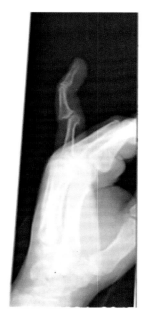

图 13.1　术前 X 线片显示左手小指中节指骨基底部掌侧压缩骨折累及关节面超过 30%,PIP 关节背侧半脱位。

在前面描述的情形中,PIP 关节的慢性骨折和(或)脱位,合理的治疗选择包括半钩骨自体移植关节成形术(HHAA)、关节成形术、掌板关节成形术(VPA)和关节融合术。然而,所有的关节成形均要求更多的治疗和康复,以维持适当的活动度。另外,因为延迟治疗,软组织和关节的挛缩已经发生,妨碍这些术式对关节活动度的恢复[2,3,17,19]。此外,虽然半钩骨移植关节成形术显示出有前途的短期和中期结果,但手术技术要求高,如果移植物位置不当,脱位将会复发。虽然延迟的半钩骨移植关节成形术有成功的报道,但我们的患者对将来可能再次手术的长期治疗没有兴趣[3,8,17,19]。

在慢性 PIP 关节损伤病例中,考虑患者的预期和目标非常重要,关系康复过程及手指的远期功能。在本例中,患者是有积极性的劳动者,主要症状为外伤相关的疼痛。同时,外伤累及非优势手,如果允许更快速地返回工作岗位,需要更少的康复治疗、更少的随访及更少的再次手术的可能性,患者愿意放弃关节活动度,因此决定行关节融合术。

有多种关节融合的手术技术,包括张力带固定、克氏针固定、加压螺钉固定和加压钢板固定[4,13,18]。考虑患者要求术后快速恢复,无头加压螺钉是一种好的选择,能减少像针道问题、固定物突出、延迟愈合、过度软组织剥离等其他技术的缺点[6,13,14,18]。

治疗方法的选择

应用无头加压螺钉行 PIP 关节融合。

临床过程和结果

患者全麻下手术, 上气囊止血带。术前应用抗生素。PIP 关节背侧 3cm 长弧形切口切开(图 13.2)。注意保护背侧的静脉。切开伸肌腱及 PIP 关节囊,小心避免将伸肌腱中央腱束从中节指骨基底上剥离。松解双侧侧副韧带以使关节可以过屈,以最大限度暴露 PIP 关节的骨性结构(图 13.3)。用咬骨钳去除骨赘,以摆锯依照融合角度截骨,融合角度为屈曲 30°的最佳功能位。植入固定物前确认两侧骨面能够紧密接触。确认后,

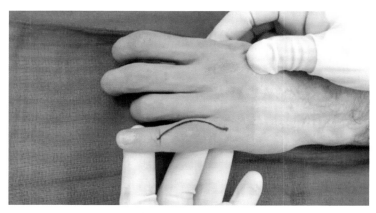

图 13.2　PIP 关节背侧弧形切口用于暴露关节。

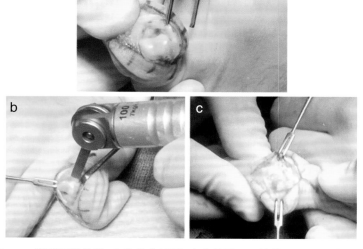

图 13.3　(a)侧副韧带松解,允许关节过屈,充分暴露 PIP 关节。(b)PIP 关节过屈位,以摆锯准备融合的骨面。(c)截骨后直视下确认合适的骨性接触。

于关节面 1cm 附近,近节指骨背侧皮质用记号笔标记为空心螺钉导针的入针点(图 13.4)。这是避免空心钻钻孔时背侧皮质骨折的关键一步。在融合于屈曲 30°位的位置将导针由近节指骨穿入中节指骨。透视侧位片确认导针的位置(图 13.5)。空心钻沿导针钻孔到中节指骨的皮质骨狭窄部位。钻孔后,以开孔器扩大近节指骨背侧的骨孔以适应螺钉的大小(图13.6 和图 13.7)。这一步可在植入螺钉时保护近节指骨背侧骨皮质。植入螺钉,直到钉尖把持住中节指骨的狭窄部位,且钉尾埋入近节指骨背侧皮质。这步最好在助手协助下进行关节加压,以获得合适的加压及适当的关节旋转对线(图 13.8)。透视下确认对线良好,4-0 不可吸收线缝合伸肌腱,将线结埋于下方,5-0 尼龙线缝合皮肤。严密包扎,夹板固定于手内在肌阳性位(图 13.9 和图 13.10)。

　　一周随访时,移除包扎物和缝线,更换为 PIP 关节固定夹板(图13.11)。要求患者持续佩戴支具(除外手部清洁时间)至术后 4 周。期间鼓励患者进行其他手指的功能锻炼,以防止僵硬。8 周随访影像学上骨性愈合后患

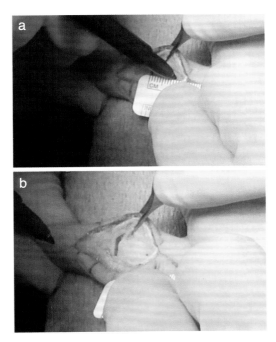

图 13.4　(a,b)尺子测量关节面近端 1cm 处近节指骨背侧皮质,标记为空心导针入针点。

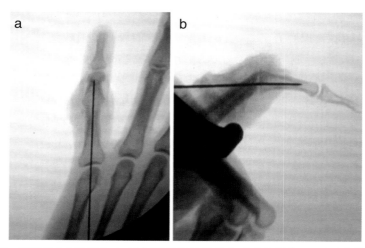

图 13.5　前后位(a)和侧位(b)透视图像示导针垂直于融合部位,且通过中节指骨狭窄部位。

者可重新开始对抗性活动。

临床精要／缺陷

- 尽管在手指小关节的关节成形手术技术及假体上有进步, 对于慢性PIP关节的骨折,关节融合依然是有价值的治疗方式。
- 当选择融合而非关节成形时,需向患者提供关于活动度、功能、稳定性、并发症的专业意见。
- 应用无头加压螺钉进行 PIP 关节融合,要重视手术细节,正确操作,可以提供稳定的、无痛的关节、有可预见的愈合率和很少的并发症。
- 背侧弧形切口用于暴露, 可以将对伸肌腱功能不利的粘连减到最小。
- 切开伸肌腱和关节囊有利于关节的暴露, 小心避免将伸肌腱中央腱束从中节指骨剥离。
- 松解侧副韧带,切除掌板,允许关节过屈,充分暴露关节面。
- 用摆锯处理好关节面后, 需要手动确认近节指骨和中节指骨能

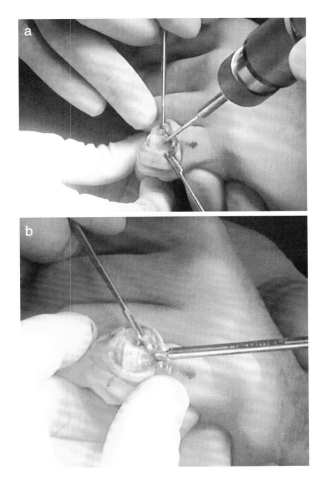

图 13.6 (a)空心钻沿导针钻入中节指骨狭窄部位。(b)开孔器扩大入口。注意钻孔时助手协助加压。

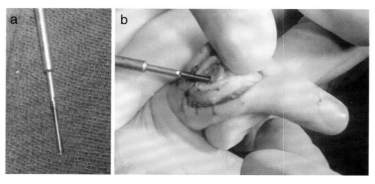

图 13.7　（a）植入前的无头加压螺钉。（b）螺钉通过融合部位，助手协助加压。

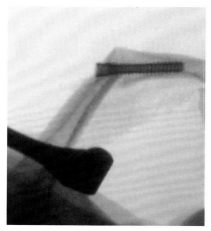

图 13.8　术后侧位透视图像确认螺钉位置良好。

够充分接触。

- 以关节间隙近端 1cm 作为导针入针点对避免空心钻钻孔和螺钉置入时近节指骨背侧皮质损伤非常关键。

- 钻孔时需达到中节指骨狭窄部位的皮质，以允许螺钉固定达到最佳固定效果。

- 螺钉植入前，需要扩充近节指骨的开孔，以容纳螺钉钉尾，且保护近节指骨背侧皮质。

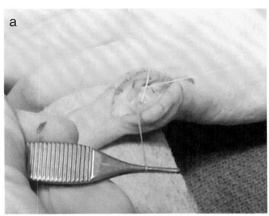

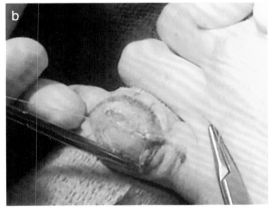

图 13.9　(a,b)以不可吸收线修复伸肌腱。

- 植入螺钉时,需有助手维持复位,以确保形成加压及合适的旋转对线。

文献综述与讨论

手指 PIP 关节的骨折与脱位的特性决定了治疗的方式。急性损伤中,关节面受累及的多少决定了关节的稳定性, 决定了是否需要手术稳定关节[7,11]。如果需要手术,手术目的为重建活动度,稳定关节,减轻疼痛。

而慢性 PIP 关节骨折与脱位对于手外科医生来说更为棘手。通常来

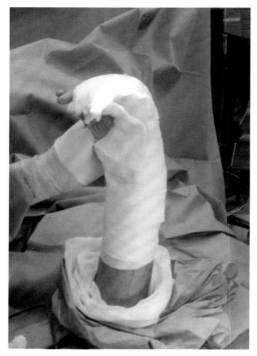

图 13.10　患者术后严密包扎,夹板固定于手内在肌阳性位。

说,无论选择何种手术方式,结果都更难预测[7]。另外,对于慢性病例,并发症率及再次手术的可能性都要更高[2,9,12]。治疗方式局限于关节成形或者关节融合,各有其局限性及缺点。

　　虽然缺乏应用于慢性 PIP 关节骨折与脱位患者的数据,但硅胶假体关节成形可作为慢性 PIP 关节骨折与脱位的一种治疗方法[5]。另外,即使在无创伤患者中硅胶假体关节成形仍存在相当多的失败率[11,15]。当关节成形失败时,通常将关节融合作为补救措施,但骨愈合潜能因之前的关节成形而下降[10,16]。相对更新的技术,半钩骨自体移植关节成形术,虽然手术技术更有挑战性,但迄今显示了更好的结果。但像其他技术一样,用于治疗慢性 PIP 骨折与脱位时结果差于急性病例。通常容易复发脱位或半脱位。手术技术要求极高,需要控制移植物的形状、大小及方向以重建

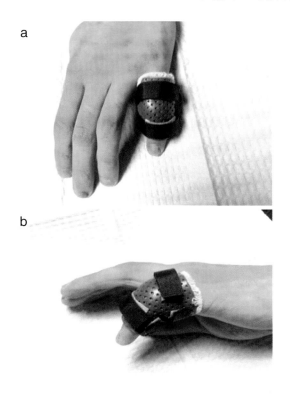

图 13.11 (a,b)术后一周,第 1 次随访时更换为 PIP 关节夹板固定。

中节指骨掌侧唇的支撑作用。

在前述病例中,关节成形的缺点使我们探讨将一期 PIP 关节融合作为一种治疗选择。经过讨论,我们选择施行关节融合,并说明患者的因素与治疗方案选择的重要关系。由于患者的职业因素,关节成形将来因为假体失败有可能需要翻修。另外,因创伤发生于非优势手,患者愿意牺牲活动度来换取关节无痛。最重要的,患者要求最快地返回工作岗位且将来再次医疗干预的可能性为最小。因此,拥有可预见的高融合率、低并发症率、小的翻修可能性的关节融合是一种合理的选择。

决定施行关节融合后,我们接下来的任务是选择固定方式。可供选择的方式包括克氏针、张力带、背侧加压钢板及加压螺钉。虽然克氏针和张力带能提供有效固定且价格相对低廉，但可能固定物突出并引起疼痛，需要二次手术取出固定物[1,18]。另外，存在更高的延迟愈合的可能性，需要延长固定时间，限制活动[18]。加压钢板因其更广泛的软组织剥离，相对于其他技术没有优势，所以不作为常规选择[13]。

　　考虑其他技术的潜在缺点，我们选择无头加压螺钉，其在多个研究中有很高的愈合率，有更好的临床及生物力学结果[1,4,6,13]。

（荣艳波　译）

参考文献

1. Breyer JM, Vergara P, Parra L, Sotelo P, Bifani A, Andrade F. Metacarpophalangeal and interphalangeal joint arthrodesis: a comparative study between tension band and compression screw fixation. J Hand Surg Eur Vol. 2015;40:374. doi:10.1177/1753193413514362.

2. Burton RI, Campolattaro RM, Ronchetti PJ. Volar plate arthroplasty for osteoarthritis of the proximal interphalangeal joint: a preliminary report. J Hand Surg Am. 2002;27:1065–72. doi:10.1053/jhsu.2002.35871.

3. Calfee RP, Kiefhaber TR, Sommerkamp TG, Stern PJ. Hemihamate arthroplasty provides functional reconstruction of acute and chronic proximal interphalangeal fracture-dislocations. J Hand Surg Am. 2009;34(7):1232–1. doi:10.1016/j.jhsa.2009.04.027.

4. Capo JT, Melamed E, Shamian B, et al. Biomechanical evaluation of 5 fixation devices for proximal interphalangeal joint arthrodesis. J Hand Surg Am. 2014;39 (10):1971–7. doi:10.1016/j.jhsa.2014.07.035.

5. Criner KT, Ryas AM. Silicone arthroplasty for chronic proximal interphalangeal joint dislocations. Tech Hand Up Extrem Surg. 2011;15 (4):209 –14.doi:10.1097/BTH.Ob013e31820f8b53.

6. Deitch MA, Kiefhaber TR, Comisar BR, Stern PJ. Original communications: dorsal fracture dislocations of the proximal interphalangeal joint:surgical complications and

long-term results. J Hand Surg Am.1999;24(A):914–23.

7. Elfar J, Mann T. Fracture-dislocations of the proximal interphalangeal joint. J Am Acad Orthop Surg.2013;21:88–98.doi:10.5435/JAAOS–21–02–88.

8. Frueh FS, Calcagni M, Lindenblatt N. The hemihamate autograft arthroplasty in proximal interphalangeal joint reconstruction: a systematic review. J Hand Surg Eur Vol. 2014;40:24–32. doi:10.1177/1753193414554356.

9. Grant I, Berger AC, Tham SKY. Internal fixation of unstable fracture dislocations of the proximal interphalangeal joint. J Hand Surg Am.2005;30 (5):492–8. doi:10.1016/j. jhsb.2005.05.006.

10. Jones DB, Ackerman DB, Sammer DM, Rizzo M. Arthrodesis as a salvage for failed proximal interphalangeal joint arthroplasty. J Hand Surg Am.2011;36 (2):259–64. doi: 10.1016/j.jhsa.2010.10.030.

11. Kang R, Stern PJ. Fracture dislocations of the proximal interphalangeal joint. J Am Soc Surg Hand.2002;2(2):47–59. doi:10.1053/jssh.2002.33317.

12. Kiefhaber TR, Stern PI. Clinical perspective fracture dislocations of the proximal interphalangeal joint. J Hand Surg Am. 1998;23A:368–80.

13. Leibovic SJ, Strickland JW. Arthrodesis of the proximal interphalangeal joint of the finger: comparison of the use of the Herbert screw with other fixation methods. J Hand Surg Am. 1994;19:181–8. doi:10.1016/0363–5023(94)90002–7.

14. Leibovic SJ. Arthrodesis of the interphalangeal joints with headless compression screws. J Hand Surg Am. 2007;32:1113–9. doi:10.1016/j.jhsa.2007.06.010.

15. Mikolyzk DK, Stern PJ. Steinmann pin arthrodesis for salvage of failed small joint arthroplasty. J Hand Surg Am. 2011; 36(8):1383–7. doi:10.1016/j.jhsa.2011.05.027.

16. Pritsch T, Rizzo M. Reoperations following proximal interphalangeal joint nonconstrained arthroplasties. J Hand Surg Am. 2011;36 (9):1460 –6.doi:10.1016/j.jhsa. 2011.06.002.

17. Tyser AR, Tsai MA, Parks BG, Means KR. Biomechanical characteristics of hemi-hamate reconstruction versus volar plate arthroplasty in the treatment of dorsal fracture dislocations of the proximal interphalangeal joint. J Hand Surg Am. 2015;40 (2):329–32. doi:10.1016/j.jhsa.2014.10.061.

18. Uhl RL. Proximal interphalangeal joint arthrodesis using the tension band technique. J Hand Surg Am. 2007;32(3):914–7. doi:10.1016/j.jhsa.2007.04.014.

19. Williams RMM, Kiefhaber TR, Sommerkamp TG, Stern PJ. Treatment of unstable dorsal proximal interphalangeal fracture/dislocations using a hemihamate autograft. J Hand Surg Am. 2003;28(03):856−65. doi:10.1016/S0363−5023(03)00304−6.

推荐阅读

Leibovic SJ. Arthrodesis of the interphalangeal joints with headless compression screws. J Hand Surg Am. 2007;32:1113−9. doi:10.1016/j.jhsa.2007.06.010.

Leibovic SJ, Strickland JW. Arthrodesis of the proximal interphalangeal joint of the finger: comparison of the use of the Herbert screw with other fixation methods. J Hand Surg Am. 1994;19:181−8. doi:10.1016/0363−5023(94)90002−7.

第14章 儿童近指间关节损伤

Felicity G. Fishman

摘　要：儿童的手在解剖学上未发育完全，其近指间(PIP)关节脱位相对于指骨骨折较少发生。尽管儿童 PIP 关节脱位大多可用闭合复位成功治疗，但更复杂的或不稳定的损伤(挤压伤、骨折脱位)可能需要切开复位和固定来提高稳定性。儿童的保守治疗可能除了局部麻醉外还需镇静。掌侧脱位比背侧脱位更易发生关节僵硬。并发症包括关节持续不稳定、关节僵硬和骨骺早闭。

关键词：PIP 关节　儿童　骺板　骨骺早闭

病理解剖学

　　儿童的手外伤很常见，每年儿科急诊都会收到大量的手外伤患儿[1]。手是儿童身体最容易受伤的部分之一，因为孩子们经常用脆弱的手指去探索周围的世界[2]。儿童期手部软组织结构(包括韧带、掌板、肌腱)强度大于邻近骺板的强度，因此，骨骺往往比肌腱和韧带更容易发生损伤[3,4]。在 PIP 关节，侧副韧带起于近节指骨头的侧方凹陷，跨越骺板，插入中节指骨骺干骺端与掌板之间。这意味着骨骺和骺板能稳定对抗侧方应力，但结果往往是导致 SH-Ⅱ型(Salter-Harris 分类)的干骺端骨折[3,4]。尽管软组织结构和骺板之间存在相对强度差异，但指间关节的脱位和骨折脱位时常发生。

描述

　　幼儿发生 PIP 关于脱位相对较少，它常发生在青少年运动员中[5]。由于受伤儿童的年龄小，身体检查可能由于缺乏沟通、无法遵从医嘱及害怕焦虑等原因而变得复杂。经过彻底体格检查后，应对伤指进行影像学评估。由于骨骺板和软骨性骨骺在 X 线片上不显影，用 X 线来诊断儿童骨骺损伤是很困难的[4]。在非常年幼的儿童中，骨折合并脱位可能会影响二次骨化。必须根据伤指而不是手的侧位片来正确评估 PIP 关节的中心复位情况。这对复位后评估 PIP 关节的残留半脱位特别重要，X 线片下 PIP 关节残留半脱位背侧呈"V"字征而不是对称弧[6]。

病理学

儿童 PIP 关节的脱位会出现在手的背侧、掌侧及侧方。损伤机制包括过度屈伸、轴向负荷和 PIP 关节的旋转。另外，挤压伤也可引起 PIP 关节的脱位，尤其是在年幼的儿童中[7]。与成人相似，儿童 PIP 关节背侧脱位最常见。背侧脱位的发生机制是由于过伸应力损伤了与侧副韧带和掌板，导致中节指骨向近节指骨背侧移位。

儿童 PIP 关节的掌侧脱位比背侧脱位更少见，而且更难治愈。损伤的机制通常是在中节指骨屈曲时受到旋转的轴向力，中节指骨向近节指骨掌侧移位，伴有损伤的侧副韧带和中央束嵌入，常合并有骨折。骨骺完全或部分骨折可能会影响 PIP 关节损伤的愈合[8]。尽管 PIP 关节背侧脱位时可能受到侧方应力，但侧方脱位的发生率远少于背侧脱位。单纯侧方脱位说明损伤了固有侧副韧带和掌板。X 线显示撕脱性骨折，这提示韧带和掌板断裂。

治疗

儿童 PIP 关节脱位的治疗首选闭合复位术。许多背侧脱位可能是部分韧带/掌板的损伤伴随中节指骨的半脱位，在到达急诊科前应先闭合复位。对于闭合复位术，年长的患儿可单纯用药物镇痛，幼儿则需同时麻醉镇痛和镇静。青少年可以在没有镇静的情况下耐受手指麻醉，但幼儿在局部麻醉前需要鼻内或静脉镇静，以适当减轻疼痛和焦虑，并限制行动[9,10]。

　　儿童麻醉如指神经阻滞麻醉辅以镇静完善后,屈曲掌指关节和腕关节以减轻屈肌腱的张力。轻柔地纵向牵引中节指骨,使其复位至与近节指骨纵轴一致(背侧脱位向掌侧和掌侧脱位向背侧)[4,8]。小型 C 臂机可以用来帮助评估关节中心复位及稳定性。背侧脱位复位后,PIP 关节应通过一系列的运动来确认其复位后的稳定性,要特别注意关节伸展时任何的轻微背侧半脱位。如果 PIP 关节屈曲 30°及以上仍不稳定,应考虑手术治疗(克氏针、外固定)[11]。

　　如果无法成功复位,应选择切开复位术。掌侧脱位通常比背侧脱位更难复位。这可能是由于周围软组织嵌入指骨头中,关节内软组织的嵌入或骨骺的碎片影响了复位(图 14.1a-c)。不应尝试多次闭合复位以免增大骺板二次损伤的风险。手术入路可在手指的背侧、掌侧或者侧方,这取决于手外科医生的偏好、骨折块移位和(或)嵌顿的方向。难以复位的

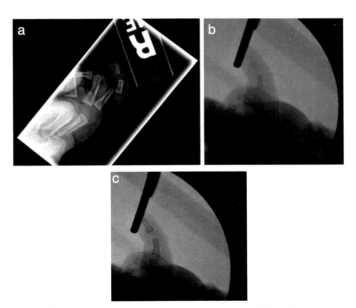

图 14.1 (a)患儿,9 个月,因挤压伤致右手小指 PIP 关节和远指间(DIP)关节脱位。(b)闭合复位后 X 线片。由于骨折块,PIP 关节不能复位。(c)图示骨折伴未骨化的骨骺移位。患儿需进行切开复位内固定术。

掌侧脱位通常从背侧入路，关节复位后修复中央束。克氏针可用于 PIP 关节骨折复位术或临时固定。

单纯背侧脱位闭合复位后，用舒适简单的夹板固定住手指(3~7 天)，然后在关节活动度内慢慢地活动。在早期功能锻炼时，使用 Buddy 绷带可保护侧副韧带和掌板，当儿童活动手指时可以有一种稳定感。如果背侧脱位复位后关节伸直在 30° 以内，则应采用牵引夹板。泡沫衬垫铝合金夹板从短臂放置悬臂梁，以确保对儿童来说足够柔软舒适。

如果掌侧脱位闭合复位成功，PIP 关节应伸直固定 4 周，使损伤的中央束得到恢复。对于年长的患儿，可用泡沫衬垫铝合金或治疗师用矫形塑料夹板，对于幼儿，应用泡沫衬垫铝合金夹板辅以石膏固定。侧方脱位通常可成功闭合复位，在固定 5~7 天后可以在 Buddy 绷带的保护下进行早期活动。

治疗结果 / 并发症

单纯背侧脱位在闭合复位成功后，早期有计划地活动通常会有良好的治疗结果。掌侧脱位和复杂不稳定的背侧骨折与脱位大多数预后较差。中节指骨半脱位如果治疗延误，常导致很严重的 PIP 关节僵硬，需要用关节囊松解术来改善活动。PIP 关节骨折与脱位的并发症还有中节指骨骺板早闭。

病例

患儿，男性，11 岁，右利手，打篮球致左手受伤后来儿科急诊就诊。其左手小指肿胀且明显畸形。X 线示左手小指 PIP 关节背侧脱位，没有明显骨折征象(图 14.2a，b)。患儿躺在医院的担架上，左臂被固定在旁边，在神经阻滞麻醉(1%利多卡因，未配肾上腺素)前口服镇痛，仔细检查手指感觉。将患儿腕关节及掌指关节屈曲，温柔地纵向牵引左手小指，将中节指骨向掌侧径向平移来复位 PIP 关节。在床边拍片确认在整个运动范围内关节复位的一致性和稳定性。拍摄正式复位后的 X 线片以确认PIP

关节对称性复位(图 14.3a,b)。患儿用一个短臂尺神经沟石膏夹板将伤指固定在固有位置。在他受伤的 5 天后,经过临床评估后,拆除石膏,改为 Buddy 绷带固定环、小指。受伤 6 周后,尽管 PIP 关节仍轻度肿胀,但他可以完全伸直小指和握拳。他在没有 Buddy 绷带固定也不会感到不适时重新开始打篮球。

结论

儿童 PIP 关节脱位相对少见,因为其手部骨骺未发育完全,掌板、侧

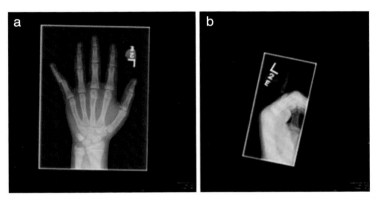

图 14.2　(a,b) 患儿,男性,11 岁,左手小指 PIP 关节脱位的前后位和侧位 X 线片。

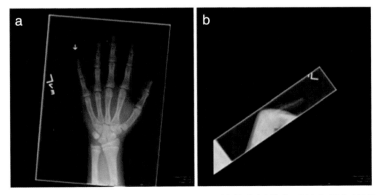

图 14.3　(a,b) 11 岁男孩的左手小指 PIP 关节背侧脱位后闭合复位情况。

副韧带的强度大于髁板的强度。背侧脱位很常见,通常可以成功闭合复位,然后短期夹板固定,早期进行功能锻炼。背侧阻挡夹板和背侧阻挡穿针是不稳定的背部脱位最好的治疗方法。掌侧脱位通常更难复位,常发生关节僵硬和髁板早闭等不良预后。应特别注意的是,在给幼儿进行指神经阻滞麻醉前及复位后石膏固定时应镇静,以提高患儿的依从性。

(盛伟　译)

参考文献

1. Bhende M, Dandrea L, Davis H. Hand injuries in children presenting to a pediatric e-mergency department. Ann Emerg Med. 1993;20(10):1519–23.

2. Hastings H, Simmons B. Hand fractures in children. A statistical analysis.Clin Orthop Relat Res. 1984;188:120–30.

3. Hankin F, Janda H. Tendon and ligament attachments in relationship to growth plates in a child's hand. J Hand Surg Br. 1989;14–B:315–8.

4. Kozin SH, Waters PM. Fractures and dislocations of the hand and carpus in children. In: Beaty JH, Kasser JR, editors. Rockwood and Wilkins' fractures in children. 6th ed. Philadelphia, PA: Lippincott Williams & Wilkins;2006. p. 257–336.

5. Flynn JM, Skaggs DL, Waters PM. Staying out of trouble while treating hand, wrist, and forearm injury. In: Skaggs DL, Flynn JM, editors. Staying out of trouble in pediatric orthopaedics. Philadelphia, PA: Lippincott Williams & Wilkins; 2006. p. 80–95.

6. Calfee RP Sommerkamp TG. Fracture-dislocation about the finger joints. J Hand Surg Am. 2009;34A:1140–7.

7. Wenger DR, Pring ME. Hand. In: Rang M, Pring ME, Wenget DR, editors.Rang's children's fractures. 3rd ed. Philadelphia, PA: Lippincott Williams & lkins; 2005. p. 151–65.

8. Jones N, Jupiter J. Irreducible palmar dislocation of the proximal interphalangeal joint associated with an epiphyseal fracture in the middle phalanx. J Hand Surg Am. 1985; l0A(2):261.

9. McCarty EC, Mencio GA, Green NE. Anesthesia and analgesia for the ambulatory

management of fractures in children. J Am Acad Orthop Surg. 1999;7:81–91.

10. Pizzo JD, Callahan J. Intranasal medications in pediatric emergency medicine. Pediatr Emerg Care. 2014;30:496–504.

11. Kiefhaber TR, Stern PJ. Fracture dislocations of the proximal interphalangeal joint. J Hand Surg Am. 1998;23A(3):368–80.

第15章 近指间关节掌侧骨折与脱位的非手术治疗

Alex J.Ferikes,Scott W.Rogers,C.Liam Dwyer,

John D.Lubahn,Terri L.Wolfe,Katie Froehlich

摘　要：近指间(PIP)关节掌侧骨折与脱位文献中不常涉及,其非手术治疗则更是很少讨论。它通常是由于指尖受到轴向外力或 PIP 关节过伸所致(Kielbaber and Stern. J Hand Surg Am. 23:368–380,1998)。这些损伤也可称为背唇伤,指的是在中节指骨 PIP 关节面的"背唇"插入背侧伸肌腱装置的中央束。通常用 PIP 关节完全伸展后关节面复位的维持情况来分类其稳定与不稳定 (Kielbaber and Stern. J Hand Surg Am. 23:368–380, 1998)。这种损伤虽然少见,但可以以延迟的方式同时出现在其他 PIP 关节损伤中, 如手指 "挤伤" 或 "扭伤"(Kiefhaber and Stern. J Hand Surg Am. 23:368–380,1998)。早期识别和治疗这些损伤可以改善预后。无论是采取手术或非手术治疗,主要原则是达到和维持关节中心复位、恢复关节稳定性及早期锻炼(Kang and Stern. J Am Acad Orthop Surg. 2:47–59,2002)。非手术治疗通常仅用于骨折移位小于 2mm 的稳定损伤,主要的治疗方法是固定制动(Kiefhaber and Stern. J Hand Surg Am. 23:368–380,1998)。这些患者需要密切监测和频繁的影像学检查随访, 以确保复位效果(Kielbaber and Stern. J Hand Surg Am. 23:368–380, 1998)。本章我们介绍的病例突显出临床医生的能力, 在 PIP 关节掌侧骨折与脱位采用非手术治疗上取得了令人满意的效果。

关键词：PIP 关节掌侧骨折与脱位　　PIP 关节掌侧骨折与脱位的非手术治疗

损伤的典型机制

　　PIP 关节由于其力臂长且位置相对不受保护而容易受伤。中节指骨骨折通常是由撕脱、撞击、剪切等机械因素造成的，而 PIP 关节掌侧骨折与脱位往往是关节过伸时受到轴向应力所致[1,2]。另一种可能的损伤机制是在中节指骨基底部受到一个掌向作用力[3]。其他作者认为，其损伤机制为半屈曲的手指受到一个纵向旋转力[4,5]，使 PIP 关节过度屈曲，这可能导致中央束从内部断裂或从中节指骨撕脱[2]。

临床评估和影像

临床评估着重从详尽的病史和体格检查入手。病史要确定的一个重要因素是从受伤到就诊的时间，因为许多患者可能最初并不会寻求治疗，他们会想当然地把它当作一个简单的"脱位"来治疗，导致病情的延误。在这样的情况下，会缺少最初的影像学资料。

体格检查应注意皮肤明显的异常体征，包括开放性损伤、淤血、水肿、旋转不良或排列不齐等。出现任何皮肤褶皱都可能提示软组织的嵌入[7]。关节活动度（ROM）和稳定性的评估必不可少。根据患者情况决定是否使用指神经阻滞麻醉，如果需要，麻醉生效后就可以进行主动和被动的关节活动度评估。在这时应检查侧副韧带来进一步评估关节的稳定性[4,8]。若在主动运动时发生半脱位，应该高度怀疑有主要韧带断裂或大关节内关节骨折[4]。中节指骨向背侧脱位提示掌板撕裂[6]。Elson 试验用于评估中央束的完整性。这个试验中，当 PIP 关节完全被动屈曲，中央束止点拉向远端，终末腱的侧束止点以及中央束与侧束间的侧方联合松弛。通过比较在 PIP 关节伸直和屈曲时，DIP 关节被动屈曲的阻力，可以对上述松弛程度进行评估。当 PIP 关节达最大屈曲时，上述机制可使 DIP 关节获得最大屈曲角度，但是此时 DIP 关节因侧束松弛而不能主动伸直[9]。

初始影像应为伤指 PIP 关节的前后位和侧位 X 线片。伤指牵引下的 X 线片或 CT 扫描对于更全面地评估凹陷性关节骨折的存在和程度特别有帮助[6]。

获取伤指的影像后，如果显示为关节半脱位或脱位，应该尝试复位。在中节指骨基底部行一个纵向牵引力和背向作用力通常就能使关节复位。通常不需要用应力 X 射线来诊断侧束的不稳定性,但它对诊断其不稳定的程度是非常有效的。当进行关节内翻和外翻应力测试时,应特别注意韧带止点[4]。

有些时候,掌侧的骨折与脱位是难以复位的,其最常见原因是近节指骨嵌入背侧伸肌腱装置[12]。除此之外,无论侧束或侧副韧带有没有附着骨折块,都可能嵌入到关节内[10-12]。复位之前详细的体格检查有助于识别皮肤褶皱,这是软组织嵌入关节内的重要征象[4]。这些情况下应及时切开复位[6]。

分类

通常将 PIP 关节掌侧骨折与脱位分为稳定性和不稳定性[1,2,4,6]。稳定性骨折的表现为当 PIP 关节完全伸展时没有发生中节指骨掌侧半脱位,中节指骨基底部骨折通常累及关节面 50% 以下。用伤指完全伸展下的 X 线侧位片来确认关节复位情况。不稳定性骨折的表现为当 PIP 关节完全伸展时,不论骨折块的大小和粉碎程度如何,中节指骨可不同程度地向掌侧脱位[1]。

背唇骨折可用一种不太常用的分类方式分为Ⅰ型、Ⅱ型和Ⅲ型三类。Ⅰ型背唇骨折指关节面累及小于 25%,无中节指骨半脱位;Ⅱ型指关节面累及 25%~50%,没有或伴有轻度的中节指骨半脱位;Ⅲ型指发生任何程度的背唇骨折伴中节指骨的掌侧完全脱位[4]。

治疗方案

PIP 关节掌侧骨折与脱位往往发生在医疗机构以外,比如在比赛场,通常由患者或周围其他人进行初步处理[13]。如果患者还伴有脱位,在中节指骨基底部行一个轴向牵引力和背向作用力进行复位,手指局部麻醉有助于骨折复位。但有些时候,闭合复位不易实现。从伤指近端到远端做一个"挤奶"式的动作,可减轻关节外屈伸肌腱的张力来帮助复位。如果骨折与脱位非常不稳定或难以复位,应避免多次尝试闭合复位[14]。切开复位术的适应证包括无法达到中心复位、软组织嵌入以及背唇骨折移位大于 1mm。

PIP 关节掌侧损伤有许多治疗方法。非手术治疗通常包括静态固定。据 Shah 等的报道，这些损伤的治疗最近并没有太大的变化[3]。在 Rosenstadt 等做出最大量的报道中[10]，共 13 例患者，9 例为急性，4 例为慢性。治疗包括经皮穿针、切开复位内固定、切开复位和软组织重建。其他手术方式包括纵向牵引装置或用克氏针静态固定[1,15]。

治疗注意事项

手术治疗的适应证基本上与稳定性及不稳定性损伤的简单分类方式一致。复位后关节完全伸展时仍保持稳定的骨折类型，是静态固定保守治疗的主要适应证。主要目的是恢复中央束的连续性。该方法甚至对 2mm 的背侧中央束滑脱性骨折移位仍可以产生很好的疗效[1,2]。

不稳定性骨折通常需要手术治疗。任何关节完全伸展时的半脱位均是手术治疗的适应证，以此来恢复关节的完整性和中心复位。不考虑非手术治疗不稳定性骨折与脱位的另一个原因是这类骨折与脱位需要长时间的固定，可能导致关节明显的永久性僵硬[13]。在选择治疗方法时也应考虑患者对术后康复及非手术治疗的依从性。

非手术治疗方案（程序）

如上所述，仅稳定的 PIP 关节骨折与脱位应考虑非手术治疗。此外，那些不愿意或不能耐受手术治疗的患者可考虑非手术治疗。

将 PIP 关节伸直位固定 3~4 周[1,16]。固定的主要目的是恢复和维持中央束的连续性[1]。中央束断裂时，中节指骨基底部受到一个掌向作用力，可能导致关节半脱位或脱位[2]。只固定 PIP 关节，而 DIP 关节主动和被动关节活动度仍正常[1]。第 4 周患者更换为动态伸展夹板固定，可允许关节主动屈曲。第 6 周时开始做关节的被动屈曲活动，并逐渐增加屈曲程度。但是夹板固定总共应维持 6~8 周，确定不进行治疗时患者应再次固定[16]。由于

PIP关节屈曲时，伸肌腱强度比屈肌腱低或肌腱粘连导致伸肌向近端偏移，可能导致关节不能维持复位[4]。故前2~3周应该每周拍摄X线片，通过连续拍片来监测复位情况。

患者骨折部位无压痛，X线片显示骨折愈合后患者即可恢复所有的关节活动。理想情况下，患者在经过治疗后应该能够达到最大范围的活动。关于体育运动回归的问题，Birman和Rossenwasser认为，棒球运动员们回击球时，握棒时完全无痛是可能的，但需等到完全复原后才能开始投掷运动。骨骼发育未成熟的球员应等到临床和影像学证实骨折与脱位愈合后[14]。

治疗适应证

主动和被动活动范围受限是治疗的适应证。如果中央束是完好的，则将PIP关节伸直固定。关节可在主动活动范围活动。通常PIP关节缺少屈曲活动，活动的目的是使关节屈曲，但应保持PIP关节在伸展位。如果关节不稳定，可行静态矫形器或石膏固定。运动支具有助于限制患者关节屈曲度，以免造成不稳定(图15.1)。

如果是中央束断裂后行闭合复位，通常用石膏或手指槽矫形器固定4~6周(图15.2)，尽可能地保持伸直位。在清洗或评估关节伸展受限程度时可取下矫形器。4~6周时可用手或指的PIP关节动态伸展矫形器开始被动活动(图15.3)。

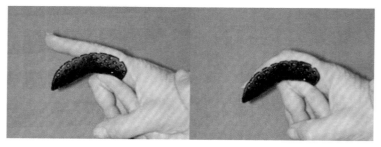

图 15.1　手指在支具保护性下逐渐屈曲，同时保持伸展活动。

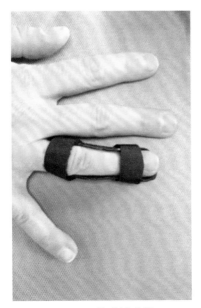

图 15.2 槽形矫形器。

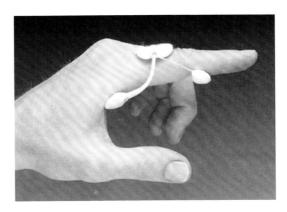

图 15.3 DeRoyal® LMB PIP 关节动态伸展矫形器。

　　坚持晚上使用手指伸展矫形器,白天能收到成效。PIP 关节的主动活动通常从第 4 周开始,如果没有出现伸直受限,甚至可以更早进行。

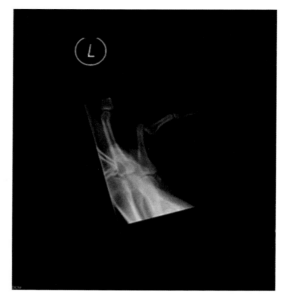

图 15.4　X 线片示 PIP 关节掌侧脱位。

病例分析

　　患者,女性,17 岁,在踢足球时受伤。X 线片示左手小指 PIP 关节掌侧脱位(图 15.4)。有人看见她在乡村卫生院复位并将伤指关节用夹板固定在伸直位。在治疗的几周后, 她的伤指开始发展为假纽扣畸形 (图 15.5)。她每周进行 2~3 治疗,持续 6 周后,她在专业手理疗师的指导下进行手外科康复训练。她在临床检查时,当 PIP 关节被动完全伸展时感到疼痛,提示 PIP 关节僵硬。她的主动活动度如下:掌指关节 0°~90°,PIP 关节 60°~85°,远指间(DIP)关节+15°~25°。她接受了 7 周的治疗,包括石膏固定、关节松动、斜支持韧带(ORL)拉伸、关节封闭和逆阻挡练习(图 15.6 至图 15.10)。这些都有益于 PIP 关节的伸展。经过一个疗程后,她的关节主动运动度如下:掌指关节 0°~90°,PIP 关节 25°~70°,DIP 关节 0°~40°(图 15.11)。

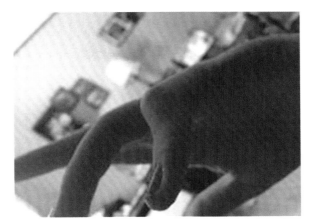

图 15.5 PIP 关节掌侧脱位。

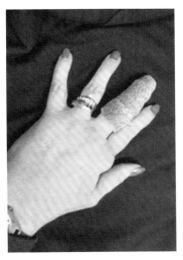

图 15.6 石膏固定 PIP 关节于伸直位。

结论

PIP 关节掌侧骨折与脱位在临床上不常见，但是有非手术治疗适应证。如果认为该损伤在经过复位后较稳定，则可能适合非手术治疗。非手术治疗的方法主要是早期固定制动以保持关节中心复位，并密切随访。

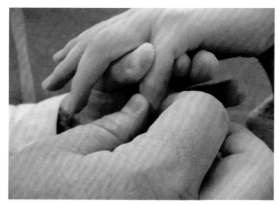

图 15.7　PIP 关节恢复伸展活动。

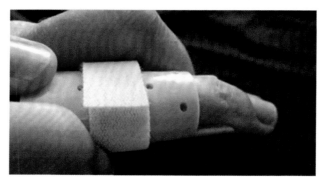

图 15.8　避开 DIP 关节拉伸斜支持韧带。

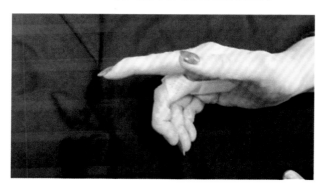

图 15.9　用支具隔离 PIP 关节，手工进行"阻挡"练习。

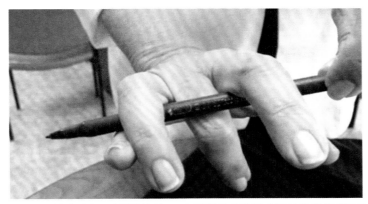

图 15.10　通过笔来进行"逆阻挡练习"。也可以手动进行或通过使用相对运动支具。

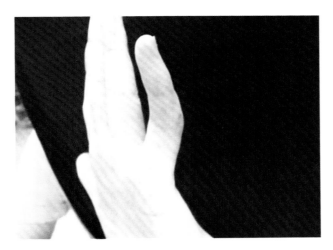

图 15.11　由专业手理疗师治疗 7 周后。

(*颜凤玲　盛伟　译*)

参考文献

1. Kiefhaber TR, Stern PJ. Fracture dislocations of the proximal interphalangeal joint. J Hand Surg Am. 1998;23:368–80. doi:10.1016/S0363–5023(05)80454–X.

2. Kang R, Stern PJ. Fracture dislocations of the proximal interphalangeal joint. J Am Acad Orthop Surg. 2002;2:47–59. doi:10.1053/jssh.2002.33317.

3. Shah CM, Sommerkamp TG. Fracture dislocation of the finger joints. J Hand Surg Am. 2014;39:792–802. doi:10.1016/j.jhsa.2013.10.001.

4. Chinchalkar SJ, Gan BS. Management of proximal interphalangeal joint fractures and dislocations. J Hand Ther. 2003;16:117–28. doi:10.1016/S0894–1130(03)80007–8.

5. Spinner M, Choi BY. Anterior dislocation of the proximal interphalangeal joint. A cause of rupture of the central slip of the extensor mechanism.J Bone Joint Surg Am. 1970; 52:1329–36.

6. Elfar J, Mann T. Fracture-dislocations of the proximal interphalangeal joint. J Am Acad Orthop Surg. 2013;21:88–98. doi:10.5435/JAAOS–21–02–88.

7. Green DP. Green's operative hand surgery. 6th ed. Philadelphia, PA:Churchill Livingstone; 2005.

8. Wolfe SW, Dick HM. Articular fractures of the hand. Part I: Guidelines for assessment. Orthop Rev. 1991;20:27–32.

9. Elson RA. Rupture of the central slip of the extensor hood of the finger. A test for early diagnosis. J Bone Joint Surg Br. 1986;68:229–31.

10. Rosenstadt BE, Glickel SZ, Lane LB, Kaplan SJ. Palmar fracture dislocation of the proximal interphalangeal joint. J Hand Surg Am. 1998;23:811–20.doi:10.1016/S0363–5023(98)80155–X.

11. moue G, Maeda N. Irreducible palmar dislocation of the proximal interphalangeal joint of the finger. J Hand Surg Am. 1990;15:301–4.doi:10.1016/0363–5023(90)90113–6.

12. Itadera E. Irreducible palinar dislocation of the proximal interphalangeal joint caused by a fracture fragment: a case report. J Orthop Sci. 2003; 8:8724. doi:10.1007/s00776–003–0726–7.

13. Williams 4th CS. Proximal interphalangeal joint fracture dislocations:stable and unstable. Hand Clin. 2012;28:409–16. doi:10.1016/j.hc1.2012.05.036.

14. Birman MV, Rossenwasser MP. Proximal interphalangeal joint fracture dislocations in professional baseball players. Hand Clin. 2012;28:417–20.doi:10.1016/j.hc1.2012.

05.037.

15. Khouri JS, Bloom JM, Hammert WC. Current trends in the management of proximal interphalangeal joint injuries of the hand. Plast Reconstr Surg. 2013;132:1192-204. doi:10.1097/PRS.Ob013e3182a48d65.

16. Blazar PE, Steinberg DR. Fractures of the proximal interphalangeal joint. J Am Acad Orthop Surg. 2000;8:383-90.

第16章 近指间关节掌侧骨折与脱位的手术治疗

Lawrence E.Weiss,Stephanie Sweet

摘 要：近指间(PIP)关节掌侧骨折与脱位较背侧少见,它通常表现为伸肌装置的严重损伤,除非经过合理的治疗,否则很难恢复。本章展示具体的术野显露方法和操作技术。解剖复位的目的是恢复伸肌装置正常的长度,同时促进中央腱的愈合。如果固定合理,可以拟行短弧活动疗法。

关键词：掌侧骨折与脱位 中央束损伤 PIP 关节骨折 PIP 关节不稳定

病例 1

患者,男性,34 岁,打篮球时伤及右手环指。伤指向掌侧持续脱位后自行复位。PIP 关节疼痛、肿胀明显,伤指关节活动度为 15°~30°,X 线片示右手环指不稳定性骨折。患者需行手术治疗(图 16.1)。

初步处理

在伤指做一个背侧切口,拉开中央束和侧束,保护中节指骨基底部的中央束, 分离三角韧带使骨折断端显露, 这样有利于解剖复位 (图 16.2)。

探查 PIP 关节背侧

在骨折断端显露后,直接抬起骨折端便于探查 PIP 关节。在桡侧和尺侧的侧副韧带上方行一个梭状切口,充分抬起骨折端显露嵌入的中央

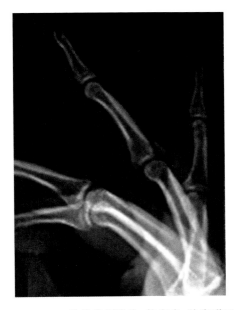

图 16.1　PIP 关节掌侧脱位，伴疼痛、肿胀明显。

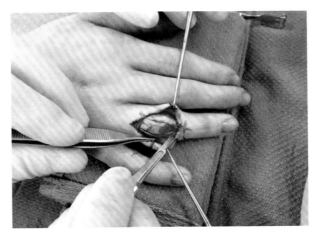

图 16.2　做一个背侧切口，拉开中央束和侧束。

腱和关节囊(图 16.3)。

骨折复位

复位后用持骨器加压固定骨折端，这样可使 PIP 关节达到解剖复位。用持骨器沿中节指骨基底部中线经皮临时固定，以促进 PIP 关节骨折与脱位的解剖复位(图 16.4)。

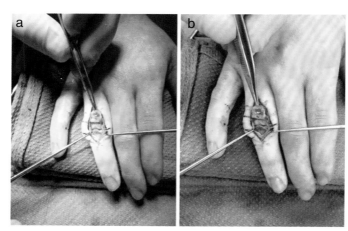

图 16.3　抬起骨折端便于探查 PIP 关节。

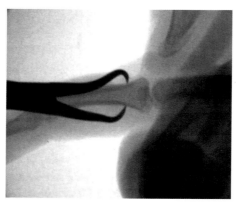

图 16.4　复位后用持骨器加压固定骨折端。

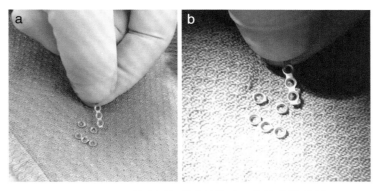

图 16.5　1.3mm 的金属板剪成单孔或双孔的孔眼/垫圈。

内固定的选择

将一块 1.3mm 的金属板剪成单孔或双孔的螺钉孔眼/垫圈，这能够加强内固定的支撑,防止螺钉穿透背侧皮质。最后,根据骨折情况使用带或不带垫圈的 1.3mm 拉力螺钉固定(图 16.5)。

骨折的固定

尽可能使用多个骨块大小允许的固定点来完成固定,根据背侧皮质的局部厚度来选择是否使用垫圈(图 16.6)。

伸肌腱的修复

将侧束和三角韧带恢复至中央束的邻近两侧,背伸 DIP 关节以适当拉紧伸肌腱,然后将侧束缝合在其固有位置(图 16.7)。

检查伸肌腱

在缝合固定侧束后应检查伸肌腱的平衡,使 PIP 关节屈曲,检查 DIP 关节的张力,以确保侧束复位满意。这也能确保中央束能复位在中节指骨基底部(图 16.8)。

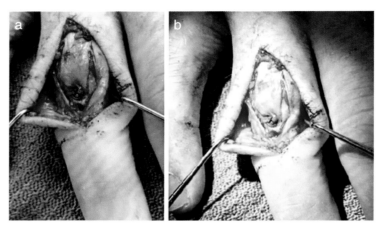

图 16.6　使用多个骨块大小允许的固定点来完成固定，根据背侧皮质的局部厚度来选择是否使用垫圈。

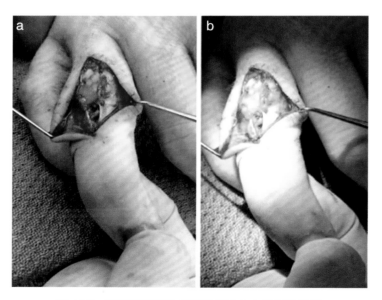

图 16.7　将侧束和三角韧带恢复至中央束邻近两侧。

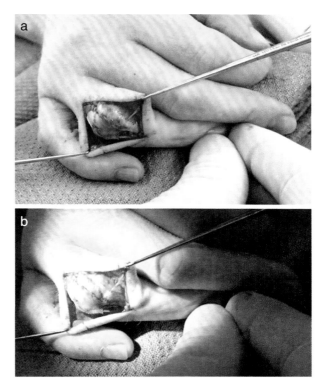

图 16.8　检查伸肌腱平衡来确定侧束和中央束复位。

最后检查(图 16.9)

术后护理

　　术闭,伤指清洁敷料包扎、夹板固定。患者经几天的治疗后,即开始 PIP 关节小范围的康复锻炼,尤其应注重侧束的功能锻炼,如手指和 DIP 关节的内收外展活动。治疗目标是 6 周内伤指能达到全范围的活动,3 个月内恢复良好的抓握功能。

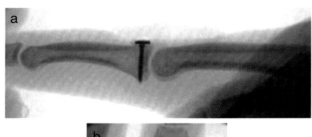

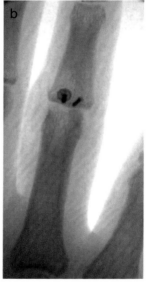

图 16.9　手术后的最终对线位置。

病例 2

　　患者,女性,26 岁,在玩躲避球时伤及右手小指致 PIP 关节掌侧骨折与脱位,中节指骨基底部干骺端斜行骨折(图 16.10)。

　　根据以往的技术要点,拉力螺钉内固定是通过沿着基底部固定背侧撕脱骨块来完成的。术后患者的护理同上述(图 16.11)。

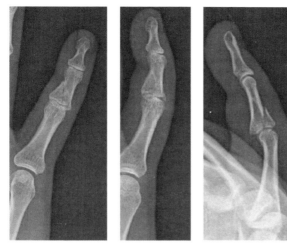

图 16.10　小指 PIP 关节骨折与脱位。

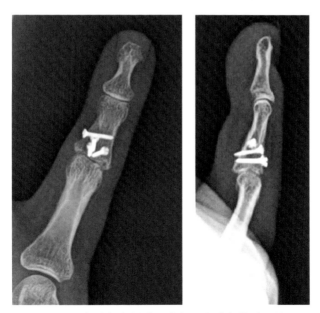

图 16.11　拉力螺钉沿着基底部固定背侧撕脱骨块。

（郑浩　盛伟　译）

推荐阅读

1. Grant I, Berger AC, Tham SK. Internal fixation of unstable fracture dislocations of the proximal interphalangeal joint. J Hand Surg Br. 2005;30B:492–8.

2. Rosenstadt BE, Glickel SZ, Lane LB, Kaplan SJ. Palamr fracture dislocation of the proximal interphalangeal joint. J Hand Surg Am. 1998; 23A: 811–20.

3. Hastings H, Carroll C. Treatment of closed articular fractures of the metacarpophalangeal and proximal interphalangeal joints. Hand Clin. 1988; 4: 503–27.

4. Kiefhaber TR, Stern PJ. Fracture dislocations of the proximal interphalangeal joint. J Hand Surg Am. 1998; 23A: 368–80.

5. Calfee RP, Sommerkamp TG. Fracture-dislocation about the finger joints. J Hand Surg Am. 2009; 34A: 1140–7.

6. Tekkis PP, Kessaris N, Gavalas M, et al. The role of mini-fragment screw fixation in volar dislocations of the proximal interphalangeal joint. Arch Orthop Trauma Surg. 2001; 121: 121–2.

索　引